自分で試す

吃音の発声・発音練習帳

言語聴覚士
安田菜穂・吉澤健太郎

学苑社

はじめに

　吃音はことばを滑らかに話すことを妨げます。吃音のために授業で指されたときに答えはわかっているのに発言できない、就職の面接で名前が言えない、電話で会社名を言えないといった悩みをもつ方の発声・発音練習を、言語聴覚士としてお手伝いしてきました。病院で行なう発声・発音練習は、余分な力を抜いたゆっくりな話し方を日常の困る場面で使えるようにすることを目標としています。本書は病院で使用しているテキストに加筆し、余分な力を抜いたゆっくりな話し方を一人でも練習できるよう作成しなおしたものです。

　「練習で話し方は変わりますか？」と質問されることがあります。人は赤ちゃんのときからお母さんの話し方をまねて、繰り返しの中でことばを学習します。また、俳優や落語家、アナウンサーなど「話しことばのプロフェッショナル」は繰り返し練習して、何種類もの話し方を使い分けます。ことばは繰り返しの中で学習されるものであり、誰でも練習によって少し違う話し方を覚えることができるのではないでしょうか。

　本書の練習のコツは3つ、「気づく」こと、「試す」こと、「続ける」ことです。1つ目のコツは、自分の話し方の特徴に「気づく」ことです。話す前の息の吸い方、舌や唇の力の入り具合、声の微妙な調整具合は、誰でも時と場合によって変化します。吃るときの息の吸い方、舌や唇の動かし方、声の出し方について考えたことはありますか？　息を吸ってから次の息継ぎまでの発話過程を細分化し、その際の感覚と運動に着目して一つひとつ確認しながら練習すると、これまで気づかなかった話し方のくせに気づくことができるかもしれません。

　2つ目のコツは、これまでの話し方と少し違う話し方を「試す」ことです。これまでの話し方と全く異なる話し方に変えることには抵抗があ

1

るでしょう。発話過程の一部を、これまでとは少し異なる方法に変えて日常生活のさまざまな場面で試してみてください。方法の違いだけでなく、話す相手、聞き手の人数、話す内容の難しさなどの条件によっても筋肉の緊張具合は微妙に変化します。さまざまな場面で試すことによって、話し方や話す場面のわずかな違いに、より気づきやすくなるかもしれません。本書では一人で行なう練習を「練習課題」、人と話す練習を「応用課題」として紹介しています。学習心理学の用語で「練習の効果が、練習していない課題や場面にも認められる」ことを「般化」と言いますが、「応用課題」は「練習課題」の成果を日常生活に「般化」させることを目的にしています。

　３つ目のコツは「続ける」ことです。習慣となっている話し方を変えるのは、スポーツや楽器の練習と似ています。１日に何時間も練習するよりも、「毎日短時間、長期継続」することにより上達します。新しい話し方を習慣化するには、新しい話し方を繰り返し用い、脳にしっかり学習させる時間が必要であるためです。スポーツや楽器の練習と同様に、最初からうまくできなくてもご自分の変化を楽しむ余裕をもって取り組んでいただきたいと思います。

　一人で練習してもなかなかうまくいかない場合には、一般社団法人日本言語聴覚士協会のホームページのリンク（https://www.jaslht. or.jp>link）から各都道府県の日本言語聴覚士協会の連絡先をご確認頂き、お近くで吃音治療を受けられる機関についてお問い合わせいただければと思います。

　本書は、中学生以上の方が使ってくださることを念頭において書きました。小学生や中学生は、ご家族や先生の協力があればより練習を進めやすいかもしれません。

安田　菜穂

本書の使い方

　本書は練習の課題集である第1部と、患者さんからの質問に言語聴覚士がお答えすることを想定して書いた第2部とで構成されています。

　第1部の発声・発音の練習は、6つの章から成っています。普段はあまり意識することはありませんが、ことばを話すときには必ず息を吸い、息を吐きながら声を出し、同時に発音するという過程を経ています（図1）。1～3章はこの過程に対応していますので、できるだけ「1　準備」「2　発声練習」の順に練習を開始してください。「3　発音練習」と「4　苦手な場面の練習」は順番にすべてを練習する必要はありません。役に立ちそうな練習から試してみてください。

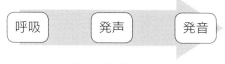

図1　発話の過程

　第1部には、家で一人で行なう「練習課題」を34題、「練習課題」で練習した方法を実際の日常生活で試す「応用課題」を12題紹介しています。「練習課題」では1つずつ手順を丁寧に練習して、これまでの話し方とは違う着眼点やコツをつかみましょう。「応用課題」では吃ったかどうかではなく、「練習課題」で練習したコツを使うことができたかどうかがポイントです。コツを使うことができなかった場合には、「練習課題」とどの段階がどのように違っていたのか考えて練習し、次回の実践に活かしましょう。まずは1ヵ月間、練習を続けてみましょう。

　「練習課題」ではうまくできるのに、「応用課題」では全くうまくできないという場合があるかもしれません。また、「4　苦手な場面の練習」

の中には、どうしてもうまくできない場面があるかもしれません。その
ような場合には、比較的易しい課題を繰り返しながら、より難しい課題
へ進みましょう。しばらく練習を継続した後で、もう一度苦手な課題を
試すと、以前よりも少しうまくできることがあるかもしれません。

　家で行なう毎日の練習は5〜10分程度を目安にしましょう。一度に
何時間も練習して嫌になってしまうよりも、短時間、できるだけ毎日続
けることが重要です。練習を継続しやすくするために、できれば記録も
つけましょう。日常生活では言いにくいことばを他のことばに置き換え
ずに、できるだけ練習した方法で言うよう心がけましょう。他のことば
に置き換えたくなることばは、特に練習が必要なことばかもしれませ
ん。日常生活の中で練習した方法を使えるようになってくると、普段の
日常会話が練習の役割を果たします。日常生活の中で困る場面や困るこ
とばが減ると、日常のストレスも少し改善されるでしょう。練習した方
法を苦手な場面や苦手な音で使うことができるようになったら、そろそ
ろ練習は卒業です。「6　練習の継続と終了」を参考にして必要最低限
の練習を継続し、様子を見ましょう。

　第2部は、これまでに吃音で悩む方々やそのご家族の方々よりいただ
いた数多くの質問の中から、特に尋ねられることが多かったもの、第1
部の練習を行なう上で重要な考え方を含むものを20個選びました。

　質問の中には、決まった回答がないものや、専門家の間でも意見が分
かれるものも含まれています。そのため、異なる2つの視点からの回答
を載せました。

　先に述べたように、第2部の内容は、第1部で皆さんが取り入れた練
習を継続するための下支えになる内容でもあります。どうぞ、練習の合
間に読みたい項目から読んでください。繰り返し読むことで、何か新た
な気づきがあるかもしれません。

本書の使い方

　答えのない問いに向き合うことは、決して容易なことではありません。けれども、疑問や悩みを整理することで、あなたは自分の吃音をより深く知ることができるでしょう。どうぞ、吃音への理解を深め、コミュニケーションを楽しんでください。

ご家族・周囲の方へのお願い

　ゆっくり話すと相手もゆっくり話しやすくなります。
　相手が話し終えてから一呼吸置いて話し始めると、会話のテンポが落ちます。

　ゆっくり話を聞く時間をもってください。
　吃症状がでたときに、どのように対応してほしいか尋ねてください（吃音について話すことで、お互いの余分な気遣いを減らすことができます）。

参考資料
学齢期・思春期　吃音啓発リーフレット（きつおん親子カフェ発行）
http://silencenet.sakura.ne.jp/kitsuon

目　　次

はじめに　　1
本書の使い方　　3

第1部　発声・発音練習

1　準備 ………………………………………………………………… 12

1-1　全身の力を抜く　12
　練習課題1

1-2　身体の一部の力を抜く　13
　練習課題2

1-3　呼吸を整える　16
　練習課題3（腹式呼吸）
　練習課題4
　練習課題5（意識的呼吸）

2　発声練習 ……………………………………………………………… 20

2-1　声帯の振動を確認する　20
　練習課題6

2-2　声帯振動が続くのを確認する　21
　練習課題7（文章の音読）

2-3　音読速度を調整する　24
　練習課題8

2-4　声帯振動の開始を確認する　25
　練習課題9
　応用課題1

目　次

2-5　息継ぎに慣れる　27
　　練習課題10
　　練習課題11
　　応用課題 2

3　発音練習 ·· 32

3-1　あ行（母音）　33
　　練習課題12

3-2　や行・わ（半母音）　34
　　練習課題13

3-3　ま行・な行（鼻音）　36
　　練習課題14

3-4　有声音と無声音　38
　　練習課題15

3-5　だ行・が行・ば行・ざ行・ら行（その他の有声音）　40
　　練習課題16

3-6　た行・か行・ぱ行・さ行・は行（無声音）　42
　　練習課題17
　　練習課題18
　　練習課題19

3-7　い段　45
　　練習課題20

3-8　拗音（「○ゃ」「○ゅ」「○ょ」）　46
　　練習課題21

3-9　促音（「っ」）　47
　　練習課題22

3-10　苦手な音の特徴を把握する　48
　　練習課題23

7

4 苦手な場面の練習 ……………………………………………………… 50

4-1 あいさつ 50
練習課題24
応用課題 3

4-2 氏名などの固有名詞を言う 52
練習課題25
応用課題 4

4-3 会話 54
練習課題26
応用課題 5

4-4 発言・発表 56
練習課題27
応用課題 6

4-5 飲食店での注文 58
練習課題28
応用課題 7

4-6 電話の受信 60
練習課題29
応用課題 8

4-7 電話の発信 62
練習課題30
応用課題 9

4-8 面接 64
練習課題31
応用課題10

目　次

5 発話時の感覚を高める練習 ·········· 66

5-1　大きな声を出す　66

練習課題32

応用課題11

5-2　声をそっと出す（軟起声）　68

練習課題33

5-3　間を長くとる　70

練習課題34

応用課題12

6 練習の継続と終了 ················· 72

第2部　吃音 Q&A

Q1　吃音は遺伝しますか？　76

Q2　心理的な問題が原因で吃音になりますか？　78

Q3　腹式呼吸をすると話しやすくなりますか？　80

Q4　吃音のある人はどれくらいいますか？　82

Q5　予期不安への対処方法を教えてください。　84

Q6　吃音はなおさなければならないものですか？　86

Q7　吃るとき、他人から変に思われないか気にしています。　88

Q8　ことばを置き換えない方がよいですか？　90

Q9　吃音が出るときと、出ないときがあります。　92

Q10　ことばを先回りして言われたくありません。　94

Q11　授業中の発表に困っています。　96

Q12　面接で、吃音のことを話す方がよいですか？　98

Q13　吃音のことをカミングアウトした方がよいですか？　100

Q14 話す仕事に就くのは難しいですか？　102

Q15 吃音が原因で不登校になり、家に引きこもっています。　104

Q16 吃音を笑われたとき、どうすればよいですか？　106

Q17 親が家でできることは何かありますか？　108

Q18 吃音のことを、先生にどのように伝えたらよいですか？　110

Q19 吃音の言語治療はどのようなものですか？　112

Q20 言語治療で吃音はなおりますか？　114

おわりに　116
参考文献　117

── コラム ──

1 自律神経系　15

2 腹式呼吸の仕組み　19

3 話しことばの仕組み　29

4 吃音について話してみましょう　35

5 イメージ練習の効果　49

6 ゆっくり話すことのメリット　69

7 自分自身を大切にしよう　73

第1部

発声・発音練習

第1部　発声・発音練習

1　準備

　最初に、身体に余分な力を抜く練習から始めます。これからご紹介する練習課題を参考に自分に合った力の抜き方を見つけることができると、身体が楽になるだけでなく、発声・発音の微細な運動の感覚に着目しやすくなります。

1-1　全身の力を抜く

　力の抜き方と呼吸は関連しています。長く息を吐いて、力を抜きます。

練習課題1

・あくびをするように、大きく伸びをします（図2）。息を吐いて全身の力を抜きましょう。2から3回繰り返します。
・肩幅程度に足を開いて立ちます。両腕を腕の重さに任せるように、重力で前後に揺らします（図3）。ゆっくり呼吸しながら数分間続けましょう。寝る前に高ぶった神経を落ち着かせるのに役立ちます。

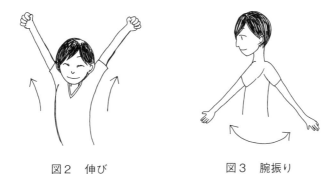

図2　伸び　　　　　　図3　腕振り

1-2　身体の一部の力を抜く

　ことばを話すときにのどやあご、手など体の一部に余分な力が入ってしまう場合があります。息を長く吐きながら、力の入りやすいところを優しく手で触って、力を抜いてください。普段から身体のどこかに余分な力が入っていることに気づいたら、息を吐いて力を抜くことを意識しましょう。

練習課題2

- あごの関節：あごの関節を手で触ってみましょう。下あごを前に突き出したり、左右に動かすと関節の動きを確認できます（図4）。
- 舌：舌をできるだけ長く出して、舌の付け根をストレッチしましょう（図5）。舌を長く出すと舌の付け根が痛むのは、舌の付け根が硬くなっているためかもしれません。のどの上（図6）の舌骨（ぜっこつ）を触って舌の付け根をほぐしてください。

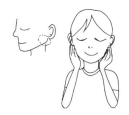
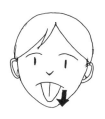
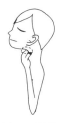

図4　あごの関節にさわる　　図5　舌のストレッチ　　図6　舌骨

- のど：のど仏の内側に声帯があります。のど仏の周りを優しくさすりましょう（図7）。
- 鎖骨（さこつ）：肩こりや息苦しさによって鎖骨の周りが硬くなります。手を交差させて、手の平で鎖骨の下を優しくさすりましょう（図8）。

第1部　発声・発音練習

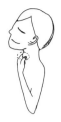
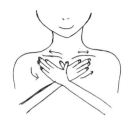

図7　のどのマッサージ　　図8　鎖骨のマッサージ

・肩：肩を持ち上げて、ストンと肩を降ろしながら息を吐いて肩の力を抜きます。次に肩を持ち上げ猫背になるように肩胛骨(けんこうこつ)を開き、ストンと肩を降ろしながら息を吐いて肩の力を抜きます（図9）。反対に肩を持ち上げたら、肩胛骨を寄せて胸を開くようにしてストンと肩を降ろしながら息を吐いて肩の力を抜きます（図10）。

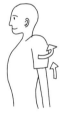
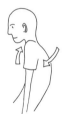

図9　肩胛骨を開く　　図10　肩胛骨を寄せる

> コラム

① 自律神経系

　誰でも緊張する場面では、心臓がドキドキして手に汗を握ります。こ
れは内臓や分泌腺の働きを司る、自律神経系の働きによるものです。自
律神経系は、危機に対処できる体勢を準備する交感神経と、休息のシス
テムである副交感神経があり、両者のバランスで身体の状態を調節して
います。「がんばるぞ」という気持ちになる交感神経と、休息となる副
交感神経のバランスの良い状態が一番健康的な状態です。

　心臓のドキドキは交感神経の働きで、内臓や皮膚の血管を収縮させ
て、心臓や骨格筋への血流を増加させます。交感神経優位の状態ばかり
が長く続けば疲労します。

　副交感神経が優位な状態では、筋緊張、呼吸数、心拍数、血圧、皮膚
のコンダクタンス（伝導性）は低下し、末梢循環（指の温度など）は上
昇し、血流は増加します。

　実際にストレスにさらされているわけではなく、頭の中で心配事を考
えるだけでも自律神経系のバランスは変化します。緊張しているときと
リラックスしているときの呼吸の違いを感じてみましょう。呼吸は、意
識的に変えることのできる一番簡単な自律神経の調整方法です。緊張を
感じた場合には、まず深い呼吸を心がけましょう。

参考図書：Benson H.『リラクセーション反応』中尾睦宏・熊野宏昭・久保木富房
（訳）・星和書店　2001

第1部　発声・発音練習

1-3　呼吸を整える

　最初に腹式呼吸を練習します。ストレスの多い生活は、慢性的な呼吸の浅さを生じます。普段から呼吸が浅い、息苦しいと感じる方は朝の起床時に、または夜の就寝時に腹式呼吸を取り入れましょう。

　練習課題４と５では小さな圧力で吸う、または吐くことを練習します。小さな圧力で吸う、または吐くと呼吸はゆっくり深くなります。小さな圧力で吸う方法は、話し始める前の息の吸い方として応用します。また、小さな圧力で吐く練習は話し始めのタイミングを合わせやすくし、話す前の緊張によって呼吸が浅く、速くなることを防ぎます。

練習課題3　腹式呼吸

　楽な姿勢で椅子に座りなおしてください。仰向けに寝た姿勢でも結構です。ゆったりした良い腹式呼吸は、呼吸に合わせて胸郭（胸椎、肋骨、胸骨によってかご状になった胸部の骨格。図11）が動きます。息を吐いたときにお腹はへこみ、息を吸ったときにお腹、胸、背中が膨らみます。お腹と背中の具合を確認したら、始めましょう。

　心の中で７つ数えながら、口から息を吐きます。大きく息を吸って、また心の中で７つ数えながら息を吐きます。これを５回から７回繰り返します。たくさん息を吐くほど、大きく吸うことができます。

1 準備

練習課題4

　小さな圧力で息を吸ったり吐いたりする練習です。

① 周りの人には聞こえない、できるだけ小さな声でハミング（口を閉じて「んー」と声を出す）して声を10秒程度続けます。

② 声を出さずに①のハミングの場合と同じくらい小さな圧力で、鼻から息を吐きます。できれば、息が流れるのを鼻やのどの奥の粘膜（皮膚）で感じてみましょう。

③ ②の呼気（吐く息）と同じくらい小さな圧力で、心の中で3つ数えながら鼻から息を吸います。できれば、息が流れるのを鼻やのどの奥の粘膜（皮膚）で感じてみましょう。指を鼻の下に当ててかすかに流れる空気を確認してもよいでしょう。

練習課題5　意識的呼吸

　意識的にゆっくり呼吸する練習です。この呼吸はヨガや座禅などでも用いられる方法です。本書では、緊張で呼吸が速くなるのを防ぎながら、話し始めるまでのタイミングを合わせるために使用します。

　では、ゆったり座って、または仰向けに寝て練習してください。鼻から深く息を吸ったら、できるだけゆっくり細く（小さな圧力で）鼻から息を吐きます。息を全部吐ききったら、また息を吸ってゆっくり細く吐き、この呼吸を1分間繰り返します。時計を見ながら、1分間に何回息を吸ったか数えてください。

　1分間に5回以上吸った方は、1分間に2〜3回の呼吸を目指して練習を続けましょう。電車の中、お風呂、布団の中の時間を利用すると練習を習慣化しやすいかもしれません。慣れてきたら歩きな

第1部　発声・発音練習

がら、または何か作業をしながらこの呼吸ができるか試してください。

日付と1分間に吸った息の回数を記録しましょう。

日付	息を吸った回数
（例）2018年2月1日	5回
年　　月　　日	回
年　　月　　日	回
年　　月　　日	回
年　　月　　日	回
年　　月　　日	回
年　　月　　日	回
年　　月　　日	回
年　　月　　日	回
年　　月　　日	回

> コラム

2 腹式呼吸の仕組み

　普段は意識することなく反射的に呼吸していますが、肺は肋骨、脊柱、胸骨で囲まれた胸郭の中にあり、拡大・縮小を繰り返します。肺が拡大したときに、肋骨は持ち上がり、縮小したときに下降します。この胸郭の骨組みの動きによって行なう呼吸法を「胸式呼吸」と言います。それに対して、肺の底面にある横隔膜が動いて、胸郭と横隔膜の両方を動かす呼吸法を「腹式呼吸」と呼びます。

　肋骨の上に手をおいて、息を吸ったときに肋骨が持ち上がり、息を吐いたときに肋骨が下降するのを確認しましょう。肺が大きく膨らんだかどうかを胸やお腹だけでなく背中でも確認することができます。横隔膜（図11）を触って確認することはできませんが、息を吸うと横隔膜は下降して肺の容積が増し、息を吐くと横隔膜は上昇して肺の容積が縮小します。

　安静時の呼吸では、横隔膜は15ミリメートル程しか下がりません。腹式呼吸では横隔膜が60から70ミリメートル下がり、さらに脊椎の動きも加わって100ミリメートルにも達します。呼吸の筋力を鍛えるには、息を吐くことを強調して腹式呼吸を行なうことにより横隔膜を鍛えることが重要です。

参考図書：永田晟『実践呼吸の奥義「吐く息」が奇跡を生む』講談社　2004

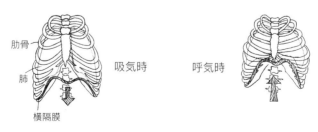

図11　横隔膜の動き

第1部　発声・発音練習

2　発声練習

　声は声帯（のどにある筋肉のひだ、図12）が振動することによって生じるため、発声時には必ず声帯は振動しているといえます。声帯を振動させる原動力は肺から流れてくる息（呼気）です。息が声帯を通るときに声帯は開閉しながら振動し、その振動音が声となります。そのため、声を出すにはその前に必ず息を吸うことが必要です。ことばを話す場合も、歌を歌う場合も、息を吸って声を出し、息継ぎで息を吸ってまた声を出すことの繰り返しです。本章では、発声を声帯が振動する感覚として捉え、発話速度の調整、息継ぎのタイミングと併せて練習します。

2-1　声帯の振動を確認する

　のど仏の下（または脇）を指先で触って、「あー」と声を出してみると（図13）、指先で振動が感じられるでしょう。ないしょ話のようなささやき声では声帯は振動しません。

練習課題6

　手でのどを触って声帯振動の開始を確認しながら、母音（あ行）とあの段の音を伸ばして言ってみましょう。

　　あー　　いー　　うー　　えー　　おー

　　かー　さー　たー　なー　はー　まー　やー　らー　わー

　苦手な音は「3　発音練習」で練習しますので、ここではできる音だけ練習して、次に進んでください。

20

2　発声練習

2-2　声帯振動が続くのを確認する

　歌を歌うように、声を続ける感覚をつかむ練習です。声を出して文章を読み、練習してみましょう。

練習課題7　文章の音読

　「セロ弾きのゴーシュ」の文章の1音1音を伸ばして「じーつーはーなーかーまーのー」のように声を続けて読みます。手でのどに触れて、声帯振動が続くのを確認してください。「ゴーシュは」など文節の区切り（文章中、斜線／で表示）で声が途切れることが習慣になっていることがあります。その場合、「ゴーシュはー」と「は」の音を伸ばして「まちの」の「ま」につなげてください。

　息継ぎは適当なところで、息が苦しくなる前に入れてください。ただし、息継ぎでないところでは声が途切れないよう気をつけましょう。最初は時計の秒針を見ながら、1音を1秒程度の長さで練習します。それでも読みにくい場合には、さらに速度を落として1音を2秒程度かけて2分間読んでください。慣れてきたら、1秒に1音、2～3音と速度を上げて練習してください。1秒に2～3音の速度でこの文章を読むと、2分（120秒）以上かかります。

　この練習は声帯振動の持続する感覚をつかむことが目的なので、日常生活でこの速度で話す必要はありません。けれども、一定の速度で読む練習は話す速度のコントロールを上達させます。

　文章を声を出して読み、かかった時間を記録してください。120秒以上かけて読むことを目標に練習しましょう。

第1部　発声・発音練習

日付	時間
（例）2018年2月1日	125秒
年　　月　　日	秒
年　　月　　日	秒
年　　月　　日	秒
年　　月　　日	秒
年　　月　　日	秒
年　　月　　日	秒
年　　月　　日	秒
年　　月　　日	秒
年　　月　　日	秒

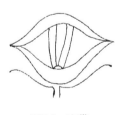

図12　声帯

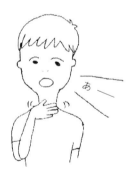

図13　のどをさわる

2 発声練習

セロ弾きのゴーシュ（宮沢賢治作）

　ゴーシュは／町の／活動写真館で／セロを／弾く／かかりでした。／けれども／あんまり／じょうずで／ないと／いう／評判でした。／じょうずで／ない／どころでは／なく／実は／仲間の／楽手（がくしゅ）の／なかでは／一番／へたでしたから、／いつでも／楽長に／いじめられるのでした。／

　ひるすぎ／みんなは／楽屋に／まるく／ならんで／こんどの／町の／音楽会へ／出す／第六交響曲の／練習を／していました。／

　トランペットは／いっしょうけんめい／歌って／います。／

　クラリネットも／ボーボーと／それに／てつだって／います。／

　ヴァイオリンも／二いろ風（ふたいろふう）の／ように／鳴って／います。／

　ゴーシュも／口を／りんと／むすんで、／目を／さらの／ように／して／楽譜を／見つめながら、／もう／一心に／弾いて／います。／

　にわかに、／ぱたっと／楽長が／両手を／鳴らしました。

第1部　発声・発音練習

2-3 音読速度を調整する

　異なる速度で音読し、ご自分の読みやすい速度に調整することを練習します。

練習課題8

　「セロ弾きのゴーシュ」の文章を3回読んで、各回に要した時間を記録してください。1回目は、読みやすい速度で読みます。2回目は、練習課題7と同様に声をつなげて、2分以上かけて読んでください。3回目は、1回目と同じ読みやすい速度で読みます。3回目の時間と1回目の時間の差も記録しましょう。この時間の差を短くするのが目標です。

日付	1回目	2回目	3回目	3回目－1回目
月　　日	分　　秒	分　　秒	分　　秒	秒
月　　日	分　　秒	分　　秒	分　　秒	秒
月　　日	分　　秒	分　　秒	分　　秒	秒
月　　日	分　　秒	分　　秒	分　　秒	秒
月　　日	分　　秒	分　　秒	分　　秒	秒
月　　日	分　　秒	分　　秒	分　　秒	秒
月　　日	分　　秒	分　　秒	分　　秒	秒
月　　日	分　　秒	分　　秒	分　　秒	秒
月　　日	分　　秒	分　　秒	分　　秒	秒
月　　日	分　　秒	分　　秒	分　　秒	秒
月　　日	分　　秒	分　　秒	分　　秒	秒

2 発声練習

2-4　声帯振動の開始を確認する

声帯振動の感覚を、一瞬で捉えることを目標にした練習です。

練習課題9

　ことばの最初の音で、声帯振動が始まる瞬間を確認します。「お
はようございます」を練習する場合には、最初の「お」の音で声帯
が振動し始めるのを確認してください。「お」の持続時間が短いと
声帯振動を確認しにくくなります。「お」を丁寧に言うつもりで開
始し、全体をゆっくり「おはようございます」と言い、最初の
「お」の音で声帯振動が開始するのを確認してください。ここで注
意しなければならないのは、「お」の音だけを不自然に長くしない
ことです。最初の数音（例、「お」と「は」と「よ」）の長さのバラ
ンスに気をつけて練習してください。

　手でのどに触れなくても声帯振動の開始が感じられるようになっ
てきたら、手でのどに触れなくても結構です。

① 　あいさつことば
　ありがとうございました、　いただきます、　いらっしゃいませ、
　おはようございます、　おさきにしつれいします、
　おつかれさまでした、（いつも）おせわになっております、
　おまたせしました、ごちそうさまでした、
　もうしわけありません、　よろしくおねがいします
② 　自分の名前、　住所、　学校名、　会社名などの固有名詞

25

第1部　発声・発音練習

応用課題1

　実際に家族や友人にあいさつする、または誰かに声をかけるとき（例、「おかあさん」とおかあさんを呼ぶ）に声帯振動の開始を確認してください。慣れるまで、実際にのどに手で触れて確認します。歩きながら発声すると声帯振動を確認しにくいことがあります。最初は歩きながらではなく、立ち止まってから息を吸って発声を開始しましょう。実際の日常生活の中であいさつことばや呼びかけなど一言いうときに声帯振動の開始を確認し、練習したことばと日付を記録しましょう。

日付	練習したことば
（例）2018年2月1日	おはようございます
年　　月　　日	
年　　月　　日	
年　　月　　日	
年　　月　　日	
年　　月　　日	

【確認・復習】

● 息を吸いながら息の流れを鼻やのどの奥の粘膜（皮膚）で感じられましたか？

● 最初の音で、声帯振動が開始するのを確認できましたか？

● 最初の音は、残りの音と比べて短かすぎませんでしたか？
　（例、「おかあさん」が「かあさん」のようになる）

26

2 発声練習

2-5　息継ぎに慣れる

　これまで練習した声を続ける感覚と息継ぎを併せて練習します。最初は文章の音読でこの方法に慣れ、内容を考えながら話す練習へと進みます。息継ぎと声の持続に関して、気をつける点は以下の通りです。

- ●話し（読み）始める前と息継ぎでは、心の中で３つ数えながらゆっくり小さな圧力で息を吸います。
- ●１文節ごとに息継ぎを入れずに２から３文節は声を続け、苦しくなる前に息継ぎを入れます。
- ●読点「。」では必ず息継ぎしますが、句点「、」のたびに息継ぎを入れる必要はありません。
- ●声が途切れそうになったら、前の音を少し伸ばして次の音へつなげます。
  （例、「ゴーシュは（途切れ）まちの」のように途切れてしまう場合、「ゴーシュはー」と伸ばして「ま」につなげる）

　これまでの練習と同様に、読み始めたら次の息継ぎまで声を続けましょう。句点「、」や文節の終わりで声を途切らせることが習慣となっている場合があるので気をつけてください。練習課題７の文章の３行目の「実は仲間の楽手のなかでは一番へたでしたから、いつでも楽長にいじめられるのでした」の文を例に考えてみましょう。「へたでしたから」のあとに句点があるので、学校の国語の音読ではそこで息継ぎを入れましょうと習ったかもしれません。ここでは、息継ぎを入れてもよいですし、句点「、」の前の「ら」の音を伸ばして「いつでも」の「い」につなげて読んでも構いません（例、「へたでしたからーいつでも」）。

27

第 1 部　発声・発音練習

練習課題10

　「セロ弾きのゴーシュ」（練習課題 7 ）の文章を音読しましょう。小さな圧力でゆっくり息を吸って、声の出だしで声帯振動の開始を確認し、次の息継ぎまで声帯振動を途切らせることなく声を続けます。息の吸い方は、練習課題 4 の③を参考に 3 拍を目安にしてください。息継ぎでも同様に、心の中で 3 つ数えながら小さな圧力でゆっくり息を吸って、声を続けます。斜線（／）で示した文節の区切りで数え、 2 から 3 文節は声を途切らせずに続けて練習しましょう。

> コラム

③ 話しことばの仕組み

　声は吐く息（呼気）です。呼気は肺から気管を通り、声帯を通るとき
に声帯が振動すると声になります。声帯（図12）は、長さ1.5センチ
メートルほどのV字型の筋肉のひだです。のど仏の少し下、喉頭の中
にあります。V字の尖っている方がのど（お腹）側、開いている方が首
（背中）側になります。肺から、または肺へと流れる空気は、V字の間
を通ります。声帯は呼吸するときには開き、空気の通り道となります。

　声を出すときには、声帯は開いたり閉じたりしながら振動します。そ
の振動は、息を吐きながら唇をぶるぶる震わせて音を出す場合の唇のよ
うな動きです。この振動音が声のもとです。ささやき声では声帯は振動
しません。のど仏の下を指で触りながら声を出す、声帯振動を指で感じ
ることができるでしょう。ささやき声では、振動が感じられないはずで
す。振動はのどから口腔、鼻腔へと流れ、舌の位置や口の形を変えるこ
とにより、響き方（共鳴）を変えます。さらに、舌や唇を使って発音を
加えることで話しことばとなります。

　声の高低は、声帯の伸び縮みによって調節します。高い声を出す場合
には、声帯は前後に伸び、低い声を出す場合には小さく収縮します。

参考図書：福島英『声のしくみ「人を惹きつける声」のメカニズム』　ヤマハ
　　ミュージックメディア　2011

第1部　発声・発音練習

練習課題11

　練習課題10で音読した方法を用い、話したい内容を話す練習です。話す内容を考えながら声の続け方、息継ぎの入れ方にも気を配らなくてはなりません。まず最初に話す内容を考えてから、息を吸って話し始めましょう。慣れないうちは、今朝起きてからとった行動など、あまり考えずに話せる内容が練習しやすいようです。慣れてきたら、家族や友人に実際に話すつもりで練習します。1分程度、この方法で話し続けられることを目標に練習しましょう。練習した時間と日付を記録してください。

日付	話した時間
（例）2018年2月1日	65秒
年　　月　　日	秒
年　　月　　日	秒
年　　月　　日	秒
年　　月　　日	秒
年　　月　　日	秒

【確認・復習】

● 息を吸う間、心の中で3つ数えられましたか？

● 息を吸いながら息の流れを鼻やのどの奥の粘膜（皮膚）で感じられましたか？

● 最初の音で、声帯振動が開始するのを確認できましたか？

● 2～3文節は声を続けられましたか？

2　発声練習

応用課題2

　実際に家族や友人に、練習課題11の方法でまとまった内容を話します。先に一人で話す内容を練習してから試すとよいでしょう。人と話すときに声を途切らせず続けること、ゆっくり息継ぎすることを意識することができたら、その相手と日付を記録しましょう。

日付	話した相手
（例）2018年2月1日	かあさん
年　　　月　　　日	
年　　　月　　　日	
年　　　月　　　日	
年　　　月　　　日	
年　　　月　　　日	

【確認・復習】

● 2～3文節は声を続けることができましたか？

● 息継ぎ以外では声を途切らせず声帯振動が続くのを確認できましたか？

● 発話の前と息継ぎで、3拍を目安にゆっくり息を吸うことはできましたか？

31

第 1 部　発声・発音練習

3　発音練習

　この章では日本語の音（50音）の種類別に練習します。最初に母音・半母音と鼻音の練習方法を紹介し、次に有声音と無声音について説明します。有声音と無声音は、声帯振動を開始するタイミングが異なります。発音と同時に声帯振動が開始する音を「有声音」、遅れて声帯振動が開始する音を「無声音」と呼びます（表 1）。最後に、「い段」、特殊音節（拗音、促音）の練習方法について説明します。本章の練習は、練習が必要と感じられる音を優先して練習してください。

　苦手な音で始まることばを言うときには、語頭の 1 音をまず出し、残りの音を続けるつもりで言ってみましょう。

表 1　子音の種類

	唇を使う音	舌先を使う音	舌の奥を使う音
有声音	ば・ま行	だ・ざ・ら・な行	が行
無声音	ぱ行	た・さ行	か（は）行

32

3-1　あ行（母音）

　「あ行」の音（母音）は口の形と舌の位置によって、声帯振動音の共鳴を変化させて出し分けています（図14）。鏡を見ながら口を開けて発音すると、「あ」と「お」では舌が下の歯に近い口腔の底部に、「い」と「え」では舌が上の歯に近い口腔の上部にあるのがわかるでしょう。「あ行」の音で、発音と同時に声帯振動が開始するのを確認しながら練習してください。練習課題12に「あ行」で始まる語を挙げました。このことば以外に練習しておきたいことばがあればメモしてください。

練習課題12

あおい　あした　ありました
いいね　いちばん　いろいろ
うえです　うち　うれしい
えいが　えんりょします　えき
おれい　おもしろい　おかしい
「あ行」の音で始まることば
（　　　　　　　　　　　　　　　　　　　　　　　）

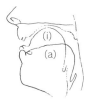

図14　母音発音時の舌の位置

第1部　発声・発音練習

3-2　や行・わ（半母音）

　「や行・わ」の音（半母音）は、2つの母音が複合した音です。「い
あ」とゆっくり言うと、「や」と聞こえるでしょう。同様に「ゆ」は
「いう」、「よ」は「いお」、「わ」は「うあ」となります。最初の「い」、
または「う」の出だしで声帯振動が開始するのを確認してください。練
習課題13に「や行・わ」で始まる語を挙げました。このことば以外に
練習しておきたいことばがあればメモしてください。

練習課題13

やりましょう　やめる　やきにく

ゆうめいです　ゆきです　ゆるす

よろしいですか　よかった　よくできました

わかりました　わすれた　わたす

「や行・わ」の音で始まることば

（　　　　　　　　　　　　　　　　　　　　　　　　　　　　　　　）

34

$$\boxed{コラム}$$

4 吃音について話してみましょう

　「ご家族と吃音について話してみましょう」と病院で患者さんに提案すると二の足を踏む方が多いようです。家族に吃音のある方がいる場合は、吃音を話題にすることはそれほど難しくないでしょう。しかし、家族に吃音のある方がいない場合には、家族になかなか吃音の辛さを理解してもらえず、「家族に相談しても仕方ない」と感じるかもしれません。

　子どもに吃音があっても、吃音についてよく知らない親はたくさんいます。親は、吃音に関する基礎知識がないために子どもに何と言っていいかわからない、子どもも吃音について話したくないのではないか、子どもにとって吃音はそれほど大きな問題ではないと考えている場合が多いようです。そうすると、親が吃音を話題にすることは滅多にないでしょう。親も子どもも相手は吃音について話したくないのだろうと感じる「負の連鎖」を生じます。あなたが親は吃音について何も言ってくれなかったという辛い気持ちを抱えているとしたら、その裏側で、親もどのように援助したらよいかわからないという辛い気持ちを抱えているのかもしれません。

　「ことばが出ないときは待っていてくれると（または、先にことばを言ってくれると）助かるんだ」「そういう言い方をされると辛いな」など、自分の気持ちやどのように対応してほしいか、気持ちをことばで伝えることは重要です。伝えなければ周りの人は吃音を理解できません。最初は大変な勇気が必要でしょう。けれども勇気を奮い起こして行動することは、自分自身の価値を認め、自分を尊重する気持ちを高めることにつながります。

参考図書：大野裕『不安症を治す―対人不安・パフォーマンス恐怖にもう苦しまない』幻冬舎　2007

3-3 ま行・な行（鼻音）

「ま行・な行」（鼻音）の音は、鼻に振動を共鳴させて出す音です。鼻を触ると、声帯振動の開始と同時に鼻も振動するのを確認できます。「んー」とハミングしながら鼻を触ってみましょう（図15）。最初に「ん」の音を短く（1秒程度）出して「ま行・な行」の音に移行すると（例「ま」→「んま」）、練習しやすいでしょう。ただし、「ん」の音が長くなりすぎないように注意しましょう。「ん」の音を出したら、すぐにま行・な行の音に移行してください。「ま行」は唇を閉鎖し、「な行」は舌先を上あごにつけて発音しています（図16）。練習課題14に「ま行・な行」で始まる語を挙げました。このことば以外に練習しておきたいことばがあればメモしてください。

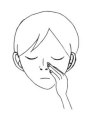

図15　鼻にさわる

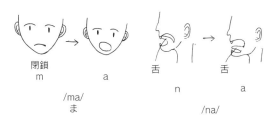

図16　発音時の舌と唇の閉鎖

3　発音練習

練習課題14

まとめる　まだです　まちがえる

みんな　みかた　みました

むかし　むかない　むこう

めざまし　めだか　めんどう

もしもし　もちこたえる　もてる

なにか　なきむし　ならない

にちようび　にほん　にてる

ぬすまれた　ぬきました　ぬるい

ネット　ねじる　ネクタイ

のみもの　のる　ノート

「ま行・な行」の音で始まることば

（　　　　　　　　　　　　　　　　　　　　　　　）

37

第 1 部　発声・発音練習

3-4　有声音と無声音

　ここまで練習した母音、半母音、鼻音は、すべて有声音に分類されます。有声音は、発音と同時に声帯が振動し始める音です。それに対し、無声音は発音から少し遅れて声帯が振動し始めます。「少し遅れる」と言ってもその差は数ミリセカンド（ミリセカンドは 1 / 1000 秒）です。このわずかな声帯振動の開始するタイミングの差を練習することで、苦手な音の克服を図ります。

　では、有声音と無声音の声帯振動のタイミングの違いを確認してみましょう。「だ」と「た」の音は、どちらも舌先を上の歯の裏に付けて発音します。舌の動きは同じですが、声帯振動のタイミングが異なります。のどにさわって声帯振動の開始を確認しながら、ゆっくり「だ、た、だ、た」と交互に言ってみましょう。有声音「だ（da）」は子音の部分（d）から声帯が振動するのに対して、無声音「た（ta）」では子音の部分（t）では声帯が振動せず、続く母音（a）で声帯振動が遅れて開始します（図17）。

　同様に「が行とか行」、「ば行とぱ行」、「さ行とざ行」も舌や唇の動きは同じ声帯振動で開始のタイミングが異なる有声音と無声音です（図18）。ゆっくり交互に言い、声帯振動の開始するタイミングを確認しながら同様に練習してみましょう。

38

練習課題15

だだだだだ　でてでてでて　どとどとどと
がかがかがか　ぎきぎきぎき　ぐくぐくぐく
げけげけげけ　ごこごこごこ
ぱぱぱぱぱ　べぺべぺべぺ　ぽぽぽぽぽ
ざさざさざさ　しじしじしじ　すずすずす
ぜせぜせぜせ　ぞそぞそぞそ

【確認・復習】
- 有声音と無声音の呼気圧（息を吐く力）は均等ですか？
- 有声音と無声音の舌（唇）の力の入り具合は均等ですか？
- 有声音と無声音の舌（唇）の位置は同じですか？
- 有声音と無声音の声の大きさは均等ですか？

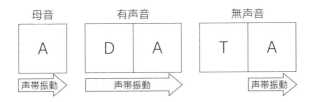

図17　声帯振動のタイミング

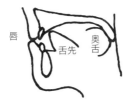

図18　「ぱ」「だ」「た」発音時の舌と唇の閉鎖

第1部　発声・発音練習

3-5　だ行・が行・ば行・ざ行・ら行
（その他の有声音）

　有声音の子音を出すときに、舌や唇のどこを動かしているのか確認してみましょう。鏡で舌や唇の動きを見ながら発音してください。「だ行・ざ行・ら行」は舌先を使っていますが、舌先の動きはそれぞれわずかに違います。「が行」は舌の奥を、「ば行」は唇を使って子音を出しています（図16）。

　舌や唇に余分な力が入る場合には、①息を少し吐いて舌や唇の力を抜き、②唇と唇、または舌と上あごを軽く接触させ、③唇または舌をゆっくり動かしながら声を出しましょう。発話前の吸気で力が入る場合は、力を抜いたまま息を吸い、発音してください。舌や唇の力の抜き方は、「1-2　身体の一部の力を抜く」を参考にしてください。練習課題16に「だ行・が行・ば行・ざ行・ら行」で始まる語を挙げました。このことば以外に練習しておきたいことばがあればメモしてください。

練習課題16

だいじょうぶ　だめ　だから
でも　できた　でんわ
どなた　どこでも　どうして
がっこう　がっしゅく　がまん
ぎんこう　ぎっしり　ぎざぎざ
グミ　ぐっすり　ぐうすう
ゲーム　げんき　げんいん
ごはん　ごきげん　ごめんなさい
バス　ばんごはん　ばしょ

3 発音練習

びじん　ビル　びっくり

ぶたにく　ぶつける　ぶぶん

べんとう　べたべた　べんきょう

ぼうさい　ボクシング　ぼうりょく

ざっし　ざしき　ざいざん

じかん　じぶん　じしん

ずいぶん　ずぶぬれ　ずるい

ぜんぜん　ぜいたく　ぜんいん

ぞうか　ぞうきん　ぞろぞろ

らいねん　らいきゃく　ランドセル

りか　りし　りきし

るすばん　ルール　るいじんえん

れんらく　れんしゅう　レール

ろうか　ロボット　ろうじん

「だ行・が行・ば行・ざ行・ら行」の音で始まることば

(　　　　　　　　　　　　　　　　　　　　　　　　　　)

第1部　発声・発音練習

3-6　た行・か行・ぱ行・さ行・は行
（無声音）

　「た行・か行・ぱ行・さ行・は行」の子音は無声音で、前節で確認したように子音で声帯は振動せず、続く母音で声帯は振動を開始します。舌や唇をどのように動かして子音を出しているのか、鏡を見ながら発音して確認してみましょう。「た行、か行、ぱ行」の子音は舌や唇で出す舌打ちのような音です。「た」は舌先、「か」は舌の奥、「ぱ」は唇を使って子音を出しています（図18）。「さ行、は行」の子音は、息漏れのような音です。「さ行」の子音は「静かに」の意味で「しー」と出す音で、舌先を使っています。「は行」の子音はため息の音で、舌の奥を使って出します。最初は手でのどを触れて、母音で声帯振動の開始を確認しましょう。そのためには母音を少し長めに伸ばして練習するとよいでしょう。舌や唇に力が入ってしまう場合には、「3-5　だ行・が行・ば行・ざ行・ら行（その他の有声音）」の①から③の力の抜き方を参考にしてください。練習課題17に「た行・か行・ぱ行・さ行・は行」で始まる語を挙げました。このことば以外に練習しておきたいことばがあればメモしてください。

練習課題17

ただいま　タクシー　タブレット
てつだい　てんき　としょかん　トイレ
かいしゃ　かたぐるま　きたかぜ　きけん　くるま　くつした
けいやくしょ　けっせき　コーラ　こくさいかんけい
パソコン　パワースポット　ピストル　ピアス
プリント　プール　ペットボトル　ペキン　ポテト　ポケット

42

3　発音練習

さいしょ　さかみち　しらない　しきてん　すこし　スリル
せんせい　せきじゅん　そうです　そちら
はやく　はんたい　ひま　ひきがえる　ふつう　ふとん
へんじ　へや　ほんとう　ほけんたいいく
「た行・か行・ぱ行・さ行・は行」の音で始まることば
（　　　　　　　　　　　　　　　　　　　　　　　　　　　　　　　）

　有声音や無声音で舌、唇、のどに余分な力が入りやすい場合に
は、練習課題18で無声音の子音と母音を別々に出す練習をしてみ
ましょう。

練習課題18

　無声音の子音と母音をそれぞれ1秒程度かけて言う練習です。
（　）の中は目標としている音です。下のカタカナで書いた文字は
ささやき声で言ってください。続く母音は声を出して言います。子
音と母音を途切らせず一息で続けて言う練習をしてください。

さ行：（さ）スーあー、（し）シーいー、（す）スーうー、
　　　　（せ）スーえー、（そ）スーおー
は行：（は）ハーあー、（ひ）ヒーいー、（ふ）フーうー、
　　　　（へ）へーえー、（ほ）ホーおー
た行：（た）ターあー、（ち）チーいー、（つ）ツーうー、
　　　　（て）テーえー、（と）トーおー
か行：（か）カーあー、（き）キーいー、（く）クーうー、
　　　　（け）ケーえー、（こ）コーおー
ぱ行：（ぱ）パーあー、（ぴ）ピーいー、（ぷ）プーうー、
　　　　（ぺ）ペーえー、（ぽ）ポーおー

43

第1部　発声・発音練習

練習課題19

　練習課題17の単語を練習課題18の方法で言う練習です。（　）の中は目標としていることばです。「ただいま」では最初の「た」の音を「ターあー」と子音と母音に分けて言います。練習課題18と同様に、カタカナで書いた文字はささやき声で言ってください。続く母音は声を出して言います。子音と母音が途切れないように練習してください。

（ただいま）ターあーだーいーまー
（てつだい）テーえーつーだーいー
（かいしゃ）カーあーいーしゃー
（けいやくしょ）ケーえーいーやーくーしょー
（パソコン）パーあーそーこーんー
（プリント）プーうーりーんーとー
（さいしょ）サーあーいーしょー
（せんせい）セーえーんーせーいー
（はやく）ハーあーやーくー
（へんじ）へーえーんーじー

　最初の「ただいま」を「ターあーだーいーまー」ではなく、「ターだーいーまー」と練習すると「た」をささやき声だけで言っているため、「だいま」のように聞き取られる可能性があります。「ターあー」と語頭の音の母音もしっかり出して練習します。

44

3　発音練習

3-7　い段

　「い」の発音は、他の母音と比べると舌は上にあげて発音するため
（図14）、舌やのどに余分な力が入ることがあります。鏡を見ながら
「い」と発音し、「あ」を発音したときの舌の位置と比べてみましょう。
舌の力を抜き、舌をゆっくり動かしながら声を出しましょう。発話前の
吸気で力が入る場合は、力を抜いたまま息を吸い、発音してください。
舌の力の抜き方は、「1-2　身体の一部の力を抜く」を参考にしてくだ
さい。練習課題20に「い段」で始まる語を挙げました。このことば以
外に練習しておきたいことばがあればメモしてください。

練習課題20

いつでも　いつかかん　いきなり

きつえん　きたかぜ　キシリトール　きちじつ

しつれい　しきじょう　ししとう　ちかてつ　ちくよせん　チキン

にくだんご　にっきちょう　にしび　ひさしぶり　ひとみ　ひかり

みちじゅん　みかん　ミシン　りきし　リンス　りすうけい

ギター　ぎかい　ぎりがたい　じかん　じせだい　じそんしん

びじゅつ　びくびく　ビタミン　ピーアール　ピストル　ピカピカ

「い段」の音で始まることば

（　　　　　　　　　　　　　　　　　　　　　　　　　　）

45

第1部　発声・発音練習

3-8　拗音（「○ゃ」「○ゅ」「○ょ」）

　小さな「や・ゆ・よ」を含む音（拗音）は、2つの音が複合した音です。ゆっくり言うと「きゃ」は「きや」、「きゅ」は「きゆ」、「きょ」は「きよ」となります。ゆっくり発音し、最初の音の母音（例、「きゃ」の場合は「き」の母音「い」）で声帯振動が開始するのを確認してください。練習課題21に拗音で始まる語を挙げました。このことば以外に練習しておきたいことばがあればメモしてください。

練習課題21

きゃくりょく　きゅうじょう　きょうかしょ

しゃしん　しゅうじ　しょるい

ちゃくしんおん　ちゅうしゃじょう　ちょうしょく

にゅうじょうけん　にょうけんさ　にゃんにゃん

ひゃくえん　ヒューマン　ひょうさつ

みゃくはく　ミュージック　みょうじ

りゃくしょう　りょこう　りゅうせい

ぎゃくりゅう　ぎゅうにゅう　ぎょうざ

じゃま　じゅうじ　じょうほう

びゃくや　びょうしん　ビュッフェ

はっぴゃく　ピューマ　ピョンピョン

拗音で始まることば

（　　　　　　　　　　　　　　　　　　　　　　　　　　　）

46

3　発音練習

3-9　促音（「っ」）

　　促音「っ」は声帯振動が一瞬途切れる音です。「コップ」という単語を例に挙げてみましょう。「コ」（ko）では無声音の子音（k）に続いて母音（o）で声帯振動が始まり、「ッ」と「プ」（pu）の子音（p）で声帯振動が途切れた後、「プ」（pu）の母音（u）でまた声帯振動が始まります。最初の「コ」の音だけでなく、促音のあとの音「プ」においても声帯がまた振動し始めるのを確認してください。練習課題22に促音で始まる語を挙げましたが、このことば以外に練習しておきたいことばがあればメモしてください。

練習課題22

いっぱい　しっぱい　はってん

きっと　もっと　ホットドッグ

せいねんがっぴ　がっこう　はっぴゃく

ちょっと　ひょっとして

にってい　インターネット

はっきり　メッセージ

ヒット　びっくり

まったく　もっきん

やっぱり　ゆっくり

りっぱ　ロボット

促音を含むことば

（　　　　　　　　　　　　　　　　　　　　　　　　　　　　）

47

第 1 部　発声・発音練習

3 -10　苦手な音の特徴を把握する

　苦手な音の傾向はつかめましたか？　練習の経過とともに、苦手な音は変化することがあります。また、苦手な音の傾向は、語頭の音だけでなく、語頭音と 2 音目の組み合わせによって生じる場合もあります（例、無声音が連続することば「ポテト」）。このように複雑な特徴を把握するのは、簡単なことではありません。吃ったことば、他のことばに置き換えたり、使うのを避けたくなることばをメモしてみましょう。苦手な音のパターンを把握することができると、効率よく練習することができます。また、苦手な音を把握できていると会話などでも注意して、ゆっくり言いやすくなります。

練習課題23

苦手なことばを日付とともにメモし、繰り返し練習しましょう。

日付	苦手なことば（特徴）
（例）2018年 2 月 1 日	ポテト（無声音が連続することば）
年　　月　　日	
年　　月　　日	
年　　月　　日	
年　　月　　日	

コラム

⑤ イメージ練習の効果

　テレビ番組で体操のオリンピック・メダリストである内村航平選手の中学生時代のエピソードが取り上げられていました。14歳の内村選手は、オリンピックで「コバチ」という難易度の高い技を演技する外国人選手のビデオを何十回も繰り返し見ていました。その直後に内村選手は練習場の鉄棒に行って試すと、これまで一度も挑戦したことのない「コバチ」という技ができたそうです。テレビ番組では、内村選手はビデオを見ながら自分が実際に運動しているかのようにイメージする力が並外れていると説明していました。

　実際に運動しているかのように運動をイメージすると、脳の運動にかかわる部位が実際に運動している場合と同じように活性化するため、実際に練習した場合と同様の練習効果があると言われています。一流のスポーツ選手は、常にこうしたイメージを活用してトレーニングを行なっているようです。

　また、このイメージする能力は心理療法や吃音治療においても応用されています。吃音のある方は苦手な場面をイメージして発話すると、その場に実際にいなくとも吃症状が出現することがあります。この特徴を苦手な場面の克服に活かす、誘導イメージ法（Guided　Imagery）という治療法が考案されています。誘導イメージ法では苦手な場面をイメージしながら実際に発話し練習を繰り返します。

参考図書：乾敏郎『イメージ脳』　岩波書店　2009

第1部　発声・発音練習

4　苦手な場面の練習

　これまで練習した方法を、日常生活の苦手な場面でも使えるように練習します。最初に練習課題でその場面をイメージし、実際に声を出して練習します。その後の応用課題では実際の場面で試します。練習の必要な場面を選んで練習してください。応用課題が難しい場合は、比較的易しい場面でコツをつかみ、少しずつ慣れてから難しい場面に挑戦するとよいでしょう。

4-1　あいさつ

　家庭や学校、職場であいさつする場面を想定して練習します。

練習課題24

　あいさつする場面を詳細にイメージしましょう。

- あいさつする相手は誰ですか（家族、友達、お客さん、同僚、上司など）。
- 場所はどこですか（家、学校、アルバイト、職場、受付など）。
- ご自分はどこにいますか。立っていますか。座っていますか。移動していますか。
- 周りに人は何人くらいいるでしょうか。
- 自分と相手とどちらが先にことばを発しますか。
- 何ということばを言いますか。

　セリフを言う前の息を吸い始めるタイミングを決めましょう。

> **相手が先にことばを発する場合**：相手があいさつし終わってから、息を吸い始める。

50

4　苦手な場面の練習

> **自分が先にことばを発する場合**：相手に近づき立ち止まってか
> ら（または、相手が近づいて来たら）、息を吸い始める。

　イメージしながら、実際に声を出して練習してください。息を吸
い始めるまでは、鼻からかすかに息を吐きながら準備（移動）しま
す（「練習課題5　意識的呼吸」参照）。そして、息を吸い始めるポ
イントで心の中で3つ数えながらゆっくり息を吸い、セリフを言い
始めたときに声帯振動の開始を確認します。最初は手でのどに触れ
て、声帯振動の開始を確認します。手順に慣れるために繰り返し練
習しましょう。

応用課題3

　実際に試してみましょう。うまく言えたかどうかではなく、吸気
のタイミングと声帯振動の開始に注意して試すことができたら、日
付とセリフを記録しましょう。

日付	セリフ
（例）2018年2月1日	おはようございます。
年　　月　　日	
年　　月　　日	
年　　月　　日	

【確認・復習】

● かすかに息を吐きながら準備できましたか？

● 練習課題24と同じタイミングで息を吸い始めることができまし
　たか？

● セリフを言いながら声帯振動の開始を確認できましたか？

● セリフを言うときに声は途切れませんでしたか？

51

第1部　発声・発音練習

4-2　氏名などの固有名詞を言う

　自己紹介や受付で自分の名前を言う場面を想定した練習です。住所、学校、会社、出身地などの固有名詞を尋ねられて答える場面に応用できます。応用課題4がなかなかうまくできない場合には、他の場面で練習を積んでから再びチャレンジしてみてください。

練習課題25

　名前を言う場面を詳細にイメージしましょう。

● あいさつする相手は誰ですか（先生、友達、店員さん、上司など）。
● 場所はどこですか（学校、アルバイト、美容院、市役所、病院、受付など）。
● ご自分はどこにいますか。立っていますか。座っていますか。移動していますか。
● 周りに人は何人くらいいるでしょうか。
● 自分と相手とどちらが先にことばを発しますか。
● 何ということばを言いますか。

　「4-1　あいさつ」のセリフを言う前に息を吸い始めるタイミングを参考に、タイミングを決めましょう。

　イメージし息を吸い始めるポイントに気をつけながら、実際に声を出して練習してください。息を吸い始めるまでは、かすかに鼻から息を吐きながら準備（移動）します（「練習課題5　意識的呼吸」参照）。そして息を吸い始めるポイントで、心の中で3つ数えながらゆっくり息を吸い、セリフを言い始めたときに声帯振動の開始を

4 苦手な場面の練習

確認します。手順に慣れるまで繰り返し練習しましょう。

息を吐く場合に、「フー」と勢いよく吐くと不自然です。また、その反動で大きく息を吸ってしまうことがありますので注意してください。

応用課題4

実際に試してみましょう。うまく言えたかどうかではなく、吸気のタイミングと声帯振動の開始に注意して試すことができたら、日付とセリフを記録しましょう。

日付	セリフ
（例）2018年2月1日	山田太郎です。
年　　月　　日	
年　　月　　日	
年　　月　　日	
年　　月　　日	

【確認・復習】

● かすかに息を吐きながら準備できましたか？

● 練習課題25と同じタイミングで息を吸い始めることができましたか？

● セリフを言いながら声帯振動の開始を確認できましたか？

● セリフを言うときに声は途切れませんでしたか？

53

第1部　発声・発音練習

4-3　会話

　会話の場面を想定した練習です。会話の吸気のタイミングは、次の通りです。

答える場合：相手が話し終わってから、息を吸い始める。
移動して自分から話しかける場合：立ち止まってから、心の中で3つ数えながらゆっくり息を吸う。

　慣れないうちは相手が話している間、鼻から何気なく細く息を吐いてタイミングを合わせます。このとき口をすぼめたり、表情が不自然にならないよう気をつけましょう。
　ゆっくり息を吸うと、相手の会話のペースに間に合わないと感じるかもしれません。最初は練習と思って、できるだけ自分のペースを保ちましょう。

練習課題26

　会話の場面を詳細にイメージしましょう。

●話す相手は誰ですか（家族、先生、友達、上司など）。
●場所はどこですか（家、学校、職場、屋外など）。
●ご自分はどこにいますか。立っていますか。座っていますか、移動していますか。
●周りに人は何人くらいいるでしょうか。
●相手はどのような表情ですか。
●自分と相手とどちらが先にことばを発しますか。
●どのようなセリフを言いますか。

54

4　苦手な場面の練習

　場面と相手がセリフを言うのをイメージし、自分のセリフは実際に声を出して練習します。息の吸い方や声帯振動の開始の確認の手順に慣れるまで、繰り返し練習しましょう。

応用課題5

　実際に試してみましょう。うまく言えたかどうかではなく、吸気のタイミングと声帯振動の開始に注意して試すことができたら、日付とセリフの最初を記録しましょう。

日付	セリフ
（例）2018年2月1日	昨日のドラマを観た？
年　　月　　日	
年　　月　　日	
年　　月　　日	
年　　月　　日	

【確認・復習】

● かすかに息を吐きながら準備できましたか？

● 練習課題26と同じタイミングで息を吸い始めることができましたか？

● セリフを言いながら声帯振動の開始を確認できましたか？

● セリフを言うときに声は途切れませんでしたか？

55

第 1 部　発声・発音練習

4-4　発言・発表

　大勢の人の前で発言する場面を想定した練習です。長く話す場合には、読み原稿、または要点を書いたメモをあらかじめ用意しましょう。事前の準備によって、発声・発音により集中しやすくなります。

練習課題27

　発言・発表の場面を詳細にイメージしましょう。

●場所はどこですか（教室、会議室など）。

●周りにいる人は誰ですか（家族、友達、お客さん、同僚、上司など）。

●何人くらい人がいますか。

●自分から手を上げて発言しますか。それとも指名されてから発言しますか。

●移動して発言しますか。その場所で立ち上がって発言しますか。座ったまま発言しますか。

●最初に何と言いますか。

●発表用の資料や読み原稿（またはメモ）はありますか。

　練習する場面を決めたら、どのタイミングで息を吸い始めるかを決めましょう。立つ、移動する、マイクを持つなどの動作を伴う場合には、動作が終わってから吸い始めます。そのままの位置で話す場合には、司会者が「○○さん、どうぞ」のセリフを言い終わってから、息を吸い始めることが目安になります。

　発言や発表の順番を待っている場面からイメージを始め、実際に声を出して練習してください。順番を待っている間は鼻から細く息

4　苦手な場面の練習

を吐く呼吸（「練習課題5　意識的呼吸」参照）で呼吸が速くなるのを防ぎます。息の吸い方や声帯振動の開始の確認に慣れるよう、繰り返し練習しましょう。

応用課題6

実際に試してみましょう。うまく言えたかどうかではなく、吸気のタイミングと声帯振動の開始に注意して試すことができたら、日付とセリフの最初を記録しましょう。

日付	セリフ
（例）2018年2月1日	今の件についておたずねします。
年　　月　　日	
年　　月　　日	
年　　月　　日	
年　　月　　日	

【確認・復習】

● かすかに息を吐きながら準備できましたか？

● 練習課題27と同じタイミングで息を吸い始めることができましたか？

● セリフを言いながら声帯振動の開始を確認できましたか？

● セリフを言うときに声は途切れませんでしたか？

第 1 部　発声・発音練習

4-5　飲食店での注文

　飲食店でメニューを注文する場面を想定した練習です。カウンター、座席、ドライブスルーなどさまざまな場面で練習してみてください。

練習課題28

　飲食店でメニューを注文する場面を詳細にイメージしましょう。
- 場所はどこですか（ファーストフード、レストラン、ドライブスルー、コンビニエンスストアなど）。
- お店の人以外に近くに人はいますか。
- 座って注文しますか。移動して注文しますか。
- 最初に何と言いますか。

　練習する場面を決めたら、どのタイミングで息を吸い始めるかを決めましょう。カウンターまで移動する場合は立ち止まってから、息を吸い始めます。ウエイターが座席まで来てくれる場合には、ウエイターに「お願いします」など声をかけるところから始めます。ウエイターが「ご注文は？」などのセリフを言い終えてから息を吸い始めます。ドライブスルーの場合は、「4-7　電話の発信」の吸気のタイミングを参考にしてください。

　場面をイメージし、実際に声を出して練習してください。息の吸い方や声帯振動の開始の確認に慣れるよう、繰り返し練習しましょう。

4　苦手な場面の練習

応用課題7

　実際に試してみましょう。うまく言えたかどうかではなく、吸気のタイミングと声帯振動の開始に注意して試すことができたら、日付とセリフの最初を記録しましょう。

日付	セリフ
（例）2018年2月1日	ハンバーガーとアイスコーヒーを1つください。
年　　月　　日	
年　　月　　日	
年　　月　　日	
年　　月　　日	

【確認・復習】

● かすかに息を吐きながら準備できましたか？

● 練習課題28と同じタイミングで息を吸い始めることができましたか？

● セリフを言いながら声帯振動の開始を確認できましたか？

● セリフを言うときに声は途切れませんでしたか？

第1部　発声・発音練習

4-6　電話の受信

　かかってきた電話をとる練習です。誰でも急に電話が鳴るとドキリとすることがあります。そこで呼吸を整えるために、電話が鳴ったらまず息を細く吐く習慣をつけましょう。電話の発信の方が得意な場合は「4-7　電話の発信」を先に練習してください。

　電話を受信する場合の吸気のタイミングは図19の通りです。

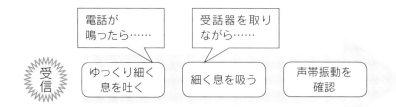

図19　電話を受信するときの吸気のタイミング

練習課題29

　電話を受信する場面を詳細にイメージしましょう。
- 場所はどこですか（家、会社、屋外など）
- 携帯電話ですか。固定電話ですか。
- 電話の相手は誰ですか。
- 周りに人はいますか。
- あなたは、座っていますか、立っていますか。
- 最初に何ということばを言いますか。

　場面をイメージし、ゆっくり受話器を取る身振りをしながら、実際に声を出して練習してください。ゆっくり受話器を取る動作をすると、息をゆっくり吸いやすくなります。息を吐くときには、周り

4 苦手な場面の練習

の人から見て不自然にならないように注意し、勢いよく吐き過ぎ
ず、細くゆっくり息を吐きます（「練習課題5　意識的呼吸」参
照）。最初は手でのどを触って声帯振動の開始を確認しましょう。
また、セリフは声を途切らせずに一息で言います。慣れてきたら、
息継ぎを入れた場合も練習してください。

応用課題8

　実際にかかってきた電話で試してみましょう。うまく言えたかど
うかではなく、吸気のタイミングと声帯振動の開始に注意して、家
や職場・アルバイトで電話をとることができたら、日付とセリフを
記録しましょう。

日付	セリフ
（例）2018年2月1日	はい、もしもし、山田です。
年　　　月　　　日	
年　　　月　　　日	
年　　　月　　　日	
年　　　月　　　日	

【確認・復習】

● かすかに息を吐きながら準備できましたか？

● 練習課題29と同じタイミングで息を吸い始めることができまし
　たか？

● セリフを言いながら声帯振動の開始を確認できましたか？

● セリフを言うときに声は途切れませんでしたか？

第1部　発声・発音練習

4-7　電話の発信

　自分から人に電話をかける練習です。複雑な用件を伝える場合には、要点を書いたメモを用意すると発声・発音に集中することができます。発信の場合の吸気のタイミングは図20の通りです。

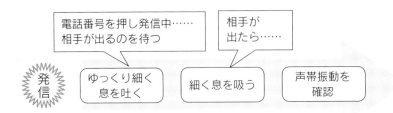

図20　電話を発信するときの吸気のタイミング

練習課題30

電話を発信する場面を詳細にイメージしましょう。
- 場所はどこですか（家、会社、屋外など）
- 携帯電話ですか。固定電話ですか。
- 相手は誰ですか。
- 周りに人はいますか。
- あなたは座っていますか、立っていますか。
- 相手はすぐに出ますか、なかなか出ませんか。
- 相手は何と言って電話に出ますか。
- あなたは最初に何ということばを言いますか。

　場面をイメージし、実際に声を出して練習してください。相手が出るのを待つ間鼻から細く息を吐きます。最初は手でのどを触って声帯振動の開始を確認しましょう。セリフは声を途切らせずに一息

4　苦手な場面の練習

で言います。慣れてきたら、息継ぎを入れた場合も練習してください。手順になれるまで、イメージして繰り返し練習します。

応用課題9

　実際に電話をかけて試してみましょう。日常生活で電話をかけることがない場合には、「練習として飲食店や美容院を予約する」「お店で商品の在庫を訪ねる」などの電話をかけてみる方法もあります。うまく言えたかどうかではなく、吸気のタイミングと声帯振動の開始に注意して試すことができたら、日付とセリフの最初を記録しましょう。

日付	セリフ
（例）2018年2月1日	いつもお世話になっております。山田です。
年　　月　　日	
年　　月　　日	
年　　月　　日	
年　　月　　日	

【確認・復習】

● かすかに息を吐きながら準備できましたか？

● 練習課題30と同じタイミングで息を吸い始めることができましたか？

● セリフを言いながら声帯振動の開始を確認できましたか？

● セリフを言うときに声は途切れませんでしたか？

63

第 1 部　発声・発音練習

4 - 8　面接

　進学や就職のための面接の練習です。誰でも面接では緊張しますから、周りの人もみんな緊張していると思って練習してください。面接では、話し方の練習に先立って自己 PR や志望動機などの文章を作ることが必要です。文章の内容については、学校の進学・就職担当の先生に一度目を通してもらうとよいでしょう。文章を用意してから話し方の練習を始めてください。

練習課題31

　面接の順番を待ち、ドアをノックして部屋に入り「失礼します」とあいさつするところから、できるだけ詳細にイメージしましょう。
- 場所はどこですか（教室、会議室など）。
- 一人で、またはグループで面接を受けますか。
- 面接官はどのような人ですか、人数は何人いますか。
- 周りに人はいますか。
- あなた移動しますか、座っていますか、立っていますか。
- 最初に何ということばを言いますか。

　練習する場面を決めたら、どのタイミングで息を吸い始めるかを決めましょう。面接の順番を待っている間や、質問を待っている間は、特に緊張して呼吸が速くなりやすいので息を小さな圧力で吐きます。自然な表情のまま鼻から息を細く吐いて吸気のタイミングを取りやすいように備えます（「練習課題 5　意識的呼吸」参照）。ドアを開ける、椅子まで歩くなどの動作を終えてから、静止して息を吸い始めます。または、面接官が質問し終わってから息を吸い始め

4　苦手な場面の練習

ます。

　場面をイメージし、実際に声を出して練習してください。最初はのどを手で触って声帯振動の開始を確認しましょう。

応用課題10

　実際の場面で試してみましょう。うまく言えたかどうかではなく、吸気のタイミングと声帯振動の開始に注意して試すことができたら、日付とセリフの最初を記録しましょう。

日付	セリフ
（例）2018年2月1日	失礼します。○○大学の山田太郎と申します。よろしくお願いします。
年　　月　　日	
年　　月　　日	
年　　月　　日	
年　　月　　日	

【確認・復習】

●かすかに息を吐きながら準備できましたか？

●練習課題31と同じタイミングで息を吸い始めることができましたか？

●セリフを言いながら声帯振動の開始を確認できましたか？

●セリフを言うときに声は途切れませんでしたか？

65

第1部　発声・発音練習

5　発話時の感覚を高める練習

　これまで日常生活のさまざまな場面について、発声・発音の運動とその感覚に着目して練習してきました。本章では、これまでとは少し異なる方法で練習し、発話運動とその感覚にさらに磨きをかけましょう。

5-1　大きな声を出す

　学校や職場でのあいさつ、号令、日直など、マイクを使用しないで大きな声を出す練習です。大きな声を出す場合には、「練習課題3　腹式呼吸」の方法でゆっくり深く息を吸い、下腹に力を入れ、小さな声で始め、すぐに声を大きくします。語頭音で小さな声から大きな声の大きさに移行することが重要です。語頭の音で声が十分に大きくならないと、聞き手は最初の音を聞き取れず、「いつもお世話になっております」が「つもお世話になっております」のように聞こえ、不自然です。語頭の「い」の音で徐々に音圧（音の大きさ）を上げるよう練習してください。

練習課題32

　母音の「あ」で練習してみましょう。ゆっくり深く息を吸います。腹式呼吸に慣れていない方は、最初に息を吐いてから吸うと、より深く吸えます。息を吸ったら、息を止めて下腹に力を入れます。声の出だしに集中して、できるだけ小さな声を出します。そのまま声を徐々に大きくして、できるだけ大きな声が出るところまで音量をあげます。音楽の「クレッシェンド」（<）と同様です。この方法で練習課題6を練習してください。

　音楽の「クレッシェンド」（<）では1小節、1フレーズの間に徐々に音を大きくしますが、この方法では語頭の1音で小さな声か

5　発話時の感覚を高める練習

ら普通の声の大きさに移行します。

　この方法で練習課題９を練習してみましょう。

応用課題11

　実際に試してみましょう。うまく言えたかどうかではなく、声帯振動の開始を小さな声で始めることができたら、日付とセリフを記録しましょう。

日付	セリフ
（例）2018年2月1日	いつもお世話になっています。
年　　　月　　　日	
年　　　月　　　日	
年　　　月　　　日	
年　　　月　　　日	

【確認・復習】

● 息を大きく吸うことができましたか？

● 声帯振動の開始を小さな声で始めることができましたか？

● ことばの最初の音で声を大きくすることができましたか？

67

第 1 部　発声・発音練習

5-2　声をそっと出す（軟起声）

「5-1　大きな声を出す」練習と同様に、声の出だしを小さな声で始めて、徐々に大きくする方法を練習します。ただし、練習課題25ほど声は大きくすることはなく、適当な大きさに留めます。

このように声の出だしを小さな音圧（音の大きさ）で、そっと出す方法を「軟起声」と呼んでいます。反対に声の出だしで声が大きく、力が入った発声方法は「硬起声」と言います。音声分析機器で「あ」と言った場合の音圧を測ると、図21のようになります。

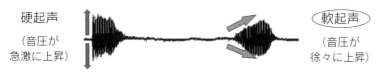

図21　音声分析ソフトを用いた「あ」の音圧波形（声の大きさ）

「2　発声練習」では、声の出だしで声帯振動の感覚に集中する方法を練習しました。軟起声は、声の大きさに着目して練習します。軟起声を用いてこれまでの課題を練習し、普段の話し方に応用することができます。特に話そうとするとのどに余分な力が入ってしまう場合に役に立つかもしれません。

練習課題33

できるだけ小さな声で「あー」と声を出し段々声を大きくします。この練習では大きく出すといっても、普通の声の大きさまでです。何度か練習したら、1秒くらいの長さで「あ」を言う間に小さい声から大きな声に移行します。練習課題6と練習課題9をこの方法で練習してみましょう。

> コラム

6 ゆっくり話すことのメリット

　会話は一人が話し、相手が答える、いわばキャッチボールのようにして成り立っています。相手の質問に即座に答える話者交替時の間（「5-3　間を長く取る」参照）が短い人は、「打てば響く、頭の回転が良い」印象を与えるかもしれません。反対に、相手の質問に十分時間をとって答える話者交替時の間が長い人は、「慎重な、思慮深い」印象を与えるでしょう。一概に話者交替時の間が短い方が、または長い方が良いとは言えず、それぞれに一長一短の特徴があります。

　下記の参考図書で著者は、ゆっくり話すことは、自律神経を整え、心に余裕ができ、感情に左右されない、会議で失敗しない、信用される、良い声が出る、若々しくなる、駆け引き上手になるとも書かれています。

　進学や就職のための面接など誰でも緊張して早口になりやすい場面で、十分な間をとって話すと「器の大きな人」という印象を与えることがあります。また、学校や職場の発表・プレゼンテーションでゆっくり話すと、聞き手は内容を理解する時間を与えられ、「わかりやすい発表だった」という印象をもつことが多いようです。特に目上の人に対してゆっくり話すことは、聞き手の立場に立った、聞き手に優しい話し方であると言えます。

参考図書：小林弘幸『自律神経を整える　人生で一番役に立つ「言い方」』 幻冬舎
　　2015

第1部　発声・発音練習

5-3　間を長くとる

　最後の課題となりました。相手が話しを終え自分が話し始める、または自分が話しを終え相手が話し始めるまでの間（話者交替時の間）を長くとる練習をしてみましょう。長い間をとって話す練習をすることによって、話しやすい適切な間の取り方を探しやすくなるでしょう。

　この間を長く取ると相手に変に思われるのではないかと抵抗のある方もいるかもしれません。けれども実際に聞き手がどのように感じているかは、実際に聞いてみなければわかりません。いくら考えてもわからない相手の反応について考えすぎることは止めましょう。

　この練習は少し難度の高い練習です。比較的話しやすい相手から練習を始めてみてください。

練習課題34

　話者交替時の間を長くとれるようになるほど練習効果は上がります。最初にイメージ練習から行ないます。

　特定の誰か（家族、友人、職場の人など）と最近会話した場面を想像しましょう。どこですか。周りに他に人はいますか。相手が話しています。何と言っていますか。相手が話したセリフを思い出してイメージし、相手が話し終わったら、ご自分が答え始めるまでの間をたっぷりとりましょう。肩の力を抜いて、何気なくゆったり呼吸していてください。十分に間をとったら、ゆっくり息を吸って答え始めましょう。ご自分のペースで楽に話せる、心地よい感じを味わいましょう。

5　発話時の感覚を高める練習

応用課題12

　実際の会話でも同じように練習してみましょう。どのくらいの間をとることができるでしょうか。相手がまた話し出してしまうかもしれませんが、ご自分の心地よい感じをつかみ、答え始めるまでの間をリラックスしていられるようになるまで、繰り返し練習しましょう。日付とセリフの最初を記録しましょう。

【確認・復習】

● かすかに息を吐きながら準備できましたか？

● 練習課題34と同じタイミングで息を吸い始めることができましたか？

● セリフを言いながら声帯振動の開始を確認できましたか？

● セリフを言うときに声は途切れませんでしたか？

日付	セリフ
（例）2018年2月1日	昨日のドラマを観た？
年　　月　　日	
年　　月　　日	
年　　月　　日	
年　　月　　日	
年　　月　　日	

　この練習は、会話だけでなく、あいさつ、注文、電話などこれまで練習してきたさまざまな場面で応用できます。長く間をとることに慣れてきたら、ご自分にとって一番快適な間の長さを検討してください。

71

第1部　発声・発音練習

6　練習の継続と終了

　第1部の最後の章です。これまで練習した課題の中に、役に立ちそうなものはありましたか？　吃音の症状や重症度は、人それぞれです。短期間で練習のコツをうまくつかめる方とそうでない方がいます。ご自分の練習を振り返り、今後の練習について検討しましょう。

● 日常生活で困ることが少ない、練習した方法を毎日使っている方
　練習は卒業です。調子が悪いなと感じる場合には、課題を選んで復習してください。

● 日常生活で困ることがある、練習継続の必要性を感じている方
　練習課題8を継続してみましょう。必要に応じて、苦手な音の練習や苦手な場面の練習を加えてください。練習の頻度は、困り具合と忙しさの具合で調整してください。

　本書でご紹介した課題が一人ではうまくできない、誰かに相談してみたいという方もいらっしゃるかもしれません。吃音治療を受けてみたいとお考えの場合には、一般社団法人日本言語聴覚士協会のホームページのリンク（https://www.jaslht.or.jp>link）から各都道府県の日本言語聴覚士協会の連絡先をご確認いただき、お問い合わせください。

72

$\boxed{コラム}$

⑦ 自分自身を大切にしよう

　吃音のことで自分を過小評価していませんか？　世の中に「弱点」の
ない人はいません。人は多少の「弱点」があることによって、他人の痛
みを理解し、人をいたわることのできる優しい人になれるのではないで
しょうか。また、「弱点」を乗り越えようとすることでさらに成長でき
るということもあるでしょう。人は誰でもミラーボールのようにさまざ
まな面をもっていますから、一つの特徴（たとえば吃音）だけで、その
人のすべてが言い表せることはないはずです。

　吃音があるからといって、自分は他人より「劣る」と考える必要はあ
りません。自分を過小評価してはいけません。こうやって話し方を練習
し、吃音と真っ正面から向き合おうとしているあなたを、一体誰が責め
られるでしょうか？　もっともっと自分を認めましょう。自分の努力を
一番理解しているのは、自分自身なのですから。毎日、毎日、勉強や仕
事をした自分、練習をした自分、趣味を楽しんだ自分、他人を思いやっ
た自分を肯定し、自分自身を大切にしましょう。

　吃音があることが逆に「強み」になるような、ご自分の資質を最大限
に発揮できるような、そんな未来を思い描いてください。

参考図書：大野裕『はじめての認知療法』　講談社　2011

第2部

吃音 Q&A

第 2 部　吃音 Q&A

Q1 吃音は遺伝しますか？

　僕は、幼い頃から吃音があります。僕の家族の中では、お母さんや弟に吃音があります。吃音は遺伝するのでしょうか？

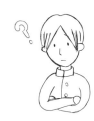

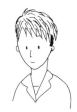　吃音は、**体質（遺伝）と環境が影響し合って発症するという説**があります。けれども、仮にあなたが吃音の出やすい体質だからといって、必ずしも吃音になるとは限りません。たとえば、高血圧症のある両親から生まれた子どもが、必ずしも高血圧症にならないことと同じように考えられます。

　海外の研究では、両親に吃音がある場合、その子どもが吃音になる割合は、およそ 7 人に 1 人で、2 割にも満たないといわれています。また、仮に吃音をもって生まれたとしても、その子どもが吃音のことを意識するかどうか、ましてや吃音のことで悩むかどうかは、人によって異なるでしょう。

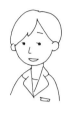
吃音は、体質（遺伝）や環境による影響のほかにも、さまざまな原因が考えられています。しかし、吃音を研究している専門家の間でも、**確かな原因はよくわかっていない**のが現状です。そのため、もしあなたが自分の吃音の原因を考えてみてもわからない場合が多いでしょう。

もちろん、吃音で悩んでいるあなたが、「なぜ吃ってしまうのだろうか」「吃音の原因を知りたい」と思うお気持ちはよくわかります。特に、吃音が日常生活を送る上で支障になっているのであれば、そのような気持ちをもつことは当然のことのように思います。

けれども、その一方で、あなたが吃音の原因を追及し過ぎるあまり、そのことに振り回されて、日常生活をおろそかにしてしまっていては、本末転倒なのではないでしょうか。**原因追及に終始せず、日常生活を大切に**過ごしましょう。

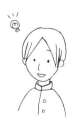
吃音の原因は遺伝だけではなく、環境などほかの原因も考えられているのですね。原因探しは、ほどほどにして、充実した生活を送ることを第一に考えてみます。

第 2 部　吃音 Q&A

Q2 心理的な問題が原因で吃音になりますか？

僕は中学 3 年生から吃音が出始めました。その頃、僕はクラブ活動の人間関係で悩んでいました。このような心理的な問題が原因で吃音になりますか？

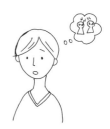

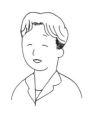

　吃音の90%以上は、幼児期（主に 2〜5 歳頃）に発症するとされ、このような吃音を小児期発症の流暢性障害といいます。一方で、脳や神経の病気（神経原性吃音）、**心理的な出来事やトラウマなど（心因性吃音）** が、吃音の原因になることもあります。それらが原因で吃音を発症する割合は、吃音全体の数%程度であり、**多くはない**と考えられています。

　心因性吃音は、心理的な出来事が解決し、トラウマが取り除かれることで症状は改善するといわれています。しかし逆に、吃音に対する不安が増えて、夜眠れなかったり、食欲が湧かなかったりする場合には、無理をせず、**心療内科や精神科の医師の診察、心理士によるカウンセリングなどの心理的サポート**を受けましょう。それによって、**問題解決の糸口が見つかる場合もある**でしょう。

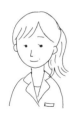
　吃音のある人の中には、「母が言うには、私は幼稚園に通っていた頃から吃っていたのだそうです。その頃の記憶はほとんどありませんし、小学生の頃も吃音のことをまったく気にしていませんでした。それが中学校に入学してから、国語の授業中に指名されて答えられなかった失敗体験のあと、急に吃音のことを気にするようになりました」と話す人がいます。

　このエピソードからわかるように、吃音を発症する時期と、吃音を意識する時期は必ずしも同じではありません。だから、あなたが幼少の頃から吃音の素因（吃りやすい体質）をもっていたとしても、吃音の症状が表面に出ることがなければ、特に気にすることなく過ごせてきた可能性があります。そして、失敗体験が切っ掛けで、もともとあった小児期発症の流暢性障害（左頁参照）に気がつくこともあるでしょう。

　吃音と心理的問題の関係は、よく結びつけられて考えがちですが、まず**客観的に整理して考えてみる**ことが大切ではないでしょうか。

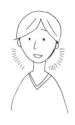
人間関係の悩みだけで吃音になる人はそれほど多くないのですね。

第 2 部　吃音 Q&A

Q3 腹式呼吸をすると話しやすくなりますか？

　話をしていて、息を吸えないことがあります。また、お腹に力を入れると話やすいときがあります。腹式呼吸をすると話しやすくなりますか？

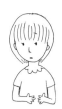

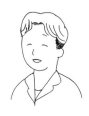

　　　　　　　　　気体または液体が挟い部分を通過して流れるとき、流速が増し、壁に対して直角方向に陰圧を生じさせる現象を**ベルヌーイ効果**といいます。高速道路で小型車を運転する際に、トラックの横を走ると吸い寄せられそうになるのは、小型車とトラックの間にベルヌーイ効果が起きたためです。
　腹式呼吸をして、多量の息を速く吐きながら話すと、声が出しにくくなった経験があるかもしれません。これはベルヌーイ効果によって声帯の狭い隙間を肺からの呼気が通過するときに、左右の声帯は引き寄せられ閉じてしまったためと考えられます。そのため、**呼吸方法を腹式呼吸にするだけでは、吃音を改善するのは難しいように感じます**。
　一方、腹式呼吸をするメリットもあります。吃音の有無にかかわらず、**腹式呼吸は自律神経のバランスを整え心身のリラクゼーションを図るなど、ストレスマネジメントに役立つ**ことが知られています。もし、あなたが吃音によるストレスを感じているならば、腹式呼吸は手軽にできるため、自分で試してみてもよいかもしれません。

80

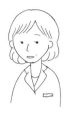
　吃音のある人の中には、話をしているとき息を吸えないと言う人がいます。これは、話すときの息継ぎの時間が短くなっていることや、心理的に、「上手に話せないかもしれない」と緊張することで、その話し方が習慣になっている場合もあるでしょう。

　お腹に力を入れた方が話しやすいと感じる人の中には、普段から、のどや舌に力を入れて話すのが癖になっている場合があります。また心理的に、「力を入れれば話せる」という気持ちから、話すときに力んでしまう場合もあるでしょう。吃っている状態から早く抜け出したいという気持ちによって、話している最中に、顔をしかめ目を逸らしたり、首を振ったり、手や足をタップしたりする身体的な行動（随伴症状）を伴う場合もあります。

　腹式呼吸の方法を知るだけではなく、呼吸の方法が、あなたの**発声面と心理面にどのような影響を及ぼしているかについて知る**ことが大切なのではないでしょうか。

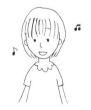
腹式呼吸の練習だけで話しやすくするのは難しいのかあ。でも、ストレスが多いときには役立ちそう。

第 2 部　吃音 Q&A

Q4 吃音のある人はどれくらいいますか？

私のまわりには、吃音のある人は一人もいません。だから吃音のことを誰にも相談できず悩んでいます。吃音のある人はどれくらいますか？

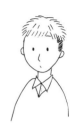

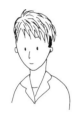
幼い頃に一度でも**吃音を発症したことのある人の割合（発症率）は、人口の約5％**といわれています。その子どものうち、70～80％は成長とともに吃音は自然になおっていきます。一方、**残りの約20％は自然になおっていかない場合があります。**

なおっていない人も含め、今まさに、**吃音のある人の割合（有症率）は、人口の1％（100人に1人）**くらいです。この割合は、国や文化の違いに関係ないとされています。

いまの世界の人口はおよそ70億人ですが、その1％とすれば、世界中にはおよそ7000万人の吃音のある人がいる計算になります。同じように考えると、日本の人口はおよそ1億2千万人ですから、その1％として、およそ120万人の吃音のある人がいると推定されます。

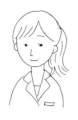
あなたに質問です。吃音のある人が100人に1人だと聞くと、どのように感じますか？「とても、少ないなあ」と感じますか？ それとも逆に、「思っていたよりも、多いなあ」と感じますか？ 吃音がある人の中でも、どのように感じるかは人によって異なります。

もし、あなたの家族や友人など、周囲の人の中に吃音のある人がいれば、吃音があることを、それほど特別なこととは思わないかもしれません。一方、身近な人の中に吃音がある人がいなければ、「吃音のある人は100人に1人」という割合を聞くと、「わあ、やっぱり少ないなあ」と感じるかもしれません。そして、中には、「吃音があるのは自分だけだ」と過度に考えてしまい、結果的に**孤立感に悩む場合**があるかもしれません。

そのような場合には、吃音のある人のためのサポートグループや、セルフヘルプ・グループに参加するなどして、自分以外の**吃音のある人と会ってみる**のもよいでしょう。吃音があるのはあなた一人ではありません。吃音のある人と会うことで、吃音に対する正しい理解につなげましょう。

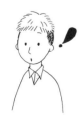
え、本当？ 100人に1人もいるんですか？？ そんなにいるんだあ。自分が思っていたより、多く感じました。

第2部　吃音 Q&A

Q5 予期不安への対処方法を教えてください。

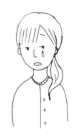

　以前、吃った経験をしてから、「また吃りそう」って考えてしまいます。それで、とても不安になり、話すのが怖くなるときがあります。このようなとき、どうすればよいですか？

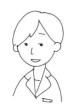

　以前、吃音で失敗した場面と同じような場面で、「また失敗するのではないか」と考えることを**予期不安**といいます。

　予期不安が生じたときは、まず深呼吸をして呼吸を整えましょう。以前、吃ったからといって、今度もまた吃るかどうかは、実際に話し終えるまで誰にもわかりません。つい否定的に考えてしまうお気持ちもわかりますが、一方で、そのように考えてしまう**自分の考え方の癖に気づくことも大切**です。

　吃りそうだなと思った場合、「ああ、吃ったらどうしよう」「また失敗しちゃうだろうな」といった考え方から、「のどに集中しよう」「自分のペースで話そう」など、自分で否定的な考え方を変える習慣をもってみてはいかがでしょうか。

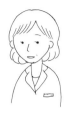
吃ったあとは、恥ずかしい気持ちや、劣等感、時には怒りを感じるという人もおられることでしょう。このような否定的な感情の裏には、これまでの、あなたの吃音に対する考え方の癖が影響しているかもしれません。

　否定的な感情は余分なストレスを増やす原因にもなります。だから、このような自分の感情に振り回され過ぎないように心掛けることは心身のバランスを整える上でも大切なことでしょう。

　吃音がある人の中には、吃ったあとにも、「全然気にならない」と感じる人がいます。また、たとえ吃ったとしても、「それは何回も話すうちの1回だから」と考えられる人もいます。

　つまり、吃るという事実は同じであっても、そのことをどのように受け止めて、どのように考えるかは、人によってさまざまなのです。最後に考え方を選んでいるのは、あなた自身です。だからこそ、**あなたは自分の考え方を変えることもできる**ことを知りましょう。

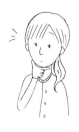
自分は、「また吃ったらどうしよう」とつい考えてしまう癖があったんだわ。

第 2 部　吃音 Q&A

Q6 吃音はなおさなければならないものですか？

　子どもの頃は「吃ってもいい」と思ってきました。社会人になると、仕事で支障を感じる場面があります。やはり、吃音はなおさなければならないものですか？

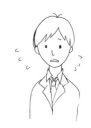

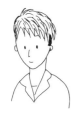

　吃音のある人の中には、アナウンサー、俳優、落語家、漫才師、講談師、歌手、教師、言語聴覚士、牧師など声を使うことが多い職業に就かれる方がいます。
　また、会社の中では、営業職としてプレゼンテーションや商談、事務職として受付業務や電話応対など、話すことが必要とされる仕事をされている方もいます。
　このように、吃音があったとしても、実際に社会人として活躍されている方が大勢おられます。ですから、**「吃音は必ずなおさなければならないもの」**とは言い切れないでしょう。

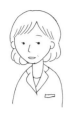　一方、吃音があることで、仕事で支障を感じているならば、何らかの対応を考えることは必要なことでしょう。その選択肢の1つには、本書のような話し方を変える練習をすることも含まれると思います。
　吃音にどのように向き合うかは、その人の吃音の症状や、吃音に対する恐怖や不安感の程度、学校や職場の環境の変化、加齢（年をとること）、将来の目標の有無などの影響を受ける場合があるでしょう。
　だから、吃音に対する向き合い方は、一人ひとりで異なりますので、どれが正しいとか、間違っているとかいうものでもありません。「自分の吃音をどのように捉え、どのようにしたいか」という、あなた自身の今の想いを大切にしましょう。

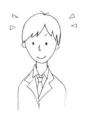　僕の場合、職場で吃ってしまうと、やっぱりなおしたい気持ちになります。だって、働くときに困ってしまうから。

第 2 部　吃音 Q&A

Q7 吃るとき、他人から変に思われないか気にしています。

吃っているときには、話しにくさと同時に、「変に思われていないか」など、他人から、どう見られているかと不安を感じてしまいます。このような不安が続く場合にはどうしたらよいでしょうか？

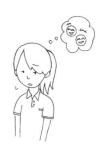

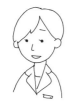

　　吃音のある人の中には、音や語を繰り返したり、引き伸ばしたり、つまったりする吃音の症状の問題に加えて、「吃ることは恥ずかしいもの」「吃音は劣ったもの」と考えて、吃音に対して否定的な感情をもつ人がいます。一方、「吃っても気にしていない」「吃ったままでよい」という人もいます。吃音があるという点は共通していても、**吃音に対する感じ方、考え方は、吃音のある人の中でもそれぞれなのです。**

　また、吃音のない聞き手の側は、吃音のある人が感じているほど、吃音のことを気にしていない場合もあるでしょう。つまり、会話の中で生じた**吃音に対する感じ方は、話し手と聞き手で同じとは限らないのです。**

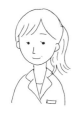
　吃音のある人の中には社交不安症といって、他人から注目を浴びる場面に対して不安や恐怖を感じることが続き、そのような場面を避ける傾向のある人がいます。
　人前での発表などで、他人の目が気になることは、誰にも経験のあることでしょう。けれども、その程度が過剰で、コミュニケーションに消極的になり過ぎることは問題でしょう。発言することを避けて学校を休んだり、仕事で必要な電話がかけられなかったりすることが続くと、**社会生活を送るうえで支障が出てくる**からです。
　問題が長引き、一人で解決できない場合には、専門機関に相談し、早めにサポートを受けましょう。

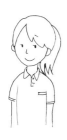
確かに、自分が思っているほど他人は気にしていないっていうことはあるかもしれないですね。

第 2 部　吃音 Q&A

Q8 ことばを置き換えない方がよいですか？

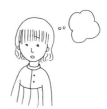

　私は言いにくいことばがあると、意識的に別の言いやすいことばに置き換えるようにしています。その理由は、人前で吃りたくないからです。ことばを置き換えない方がよいのでしょうか？

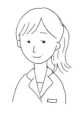

　ことばがパッと出て来ないときに別のことばで伝えるなど、ことばを置き換えることは、吃音の有無にかかわらず誰にでもあることです。けれども、吃音の無い人がことばを置き換えるときは、言おうとしたことばがたまたま思い出せないときなどであり、いつも置き換えているわけではありません。

　一方、吃音のある人は、吃らないように、あるいは吃ることを恐れて、話すたびに、置き換える人がいます。もし、言いにくいことばを別の言いやすいことばに置き換えることを繰り返していると、脳は「言いにくいときは、ことばを置き換えればよい」と学習するでしょう。しかも、置き換えが成功すると「吃らなくて済んだ」という快い体験から、**置き換えの行動が強化**され、やがてその**行動が習慣**になります。そうすると、元は言いやすかったことばでさえも、言いにくくなることがあります。

言いにくいことばに出くわしたとき、置き換えが成功しているうちは何とかやり過ごせていても、一度、**置き換えができないことばに出くわすと一気に問題が深刻**になります。

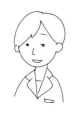

置き換えができないことばの代表は**固有名詞**です。自分の名前や住所、電話番号、学校や会社の名前、あいさつのことばなどは、日常生活を送っていく上で大切なことばばかりです。たとえば、人から名前を尋ねられたとき、自分の名前が言いにくいからといって、別の人の名前に置き換えることはできないでしょう。だから、ことばを置き換えてばかりいることはおすすめできません。

また、少なくとも本書で紹介している話し方を練習しているときは、**置き換えを減らすように、自分が積極的に意識することが大切**です。言いにくいことばに出くわしたとき、練習した方法で置き換えずに話せた体験が増えることで、話す場面でのストレスは減っていくことでしょう。

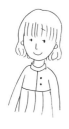

正直、なかなか難しいかもしれないなあ。とりあえず、少しずつ置き換える習慣を減らすように意識してみようと思います。

第 2 部　吃音 Q&A

Q9 吃音が出るときと、出ないときがあります。

僕は吃音が出るときと出ないときがあります。話す相手や場面によって差があると感じています。特に母音とカ行の音が言いにくいです。

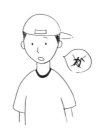

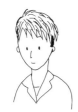
　　　　　　　　　　吃音の症状は出るときと出ないときがあります。その理由は明らかではありません。また、そのことによって、あなたは自分の吃音を理解しにくくなっているかもしれません。だから、すべてに当てはまるわけではありませんが、話す相手や場面ごとの違いを知っておくことは大切でしょう。

　流暢に話しやすい状況としては、たとえば、独り言、斉唱（他人と一緒に話す）、幼い子どもに話す、リズムに合わせて話す、歌を歌う、書きながら話す、悪態をつく、などがあります。

　一方、話すことでストレスが高い状況としては、大勢の人前で話す、目上の人と話す、話をせかされる、話の最中に興奮する、話す内容が複雑である、何度も聞き返される、相手が知らない情報を伝達する、などがあります。このように、**吃音の症状は、話す相手や場面**によって変動するのです。

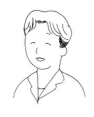

　また、**吃りやすい音やことば、時期にも個人差**があります。

　吃りやすい音としては、たとえば、母音だけ出しにくい人、母音は出しやすいけれど、カ行が出しくい人、母音もカ行も出しにくい人などさまざまです。また、吃りやすいことばとしては、「ありがとう」というあいさつや、自分の名前や住所など固有名詞を挙げる人も少なくありません。

　吃音が出る時期としては、たとえば「2日前よりも吃音が増えている」と短期間の変化を話す人もいれば、「1年前より吃音が出やすい」と長期間で差があることを話す人もいます。中には、「夏よりも冬の方が吃りやすい」など季節で差があるといわれる人もいます。

　自分の吃音の特徴を整理することによって、吃音に対する、より良い対処方法を築くための糸口にしましょう。

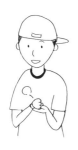

へえ、そういう人って多いんですね。話し相手や場面によって変わるから、吃っている自分と吃っていない自分、一体どちらが本当の自分なのかわからないときがありました。

第 2 部　吃音 Q&A

Q10 ことばを先回りして言われたくありません。

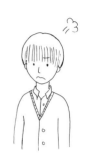

吃音のために、言いたいことばを話し相手に先回りして言われてしまいます。先回りして言われてしまうと、とても嫌な気持ちになります。そのことを話し相手に伝えた方がよいですか？

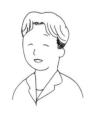

　　　　　　　　　　吃音のある人に、吃ったときに話し相手にことばを先回りされたときの気持ちを尋ねると、さまざまな意見をもらうことがあります。複数の人の意見を例にとって考えてみましょう。
　Aさんは、「自分が伝えたいことを話しているのだから、途中で吃ったとしても、最後まで自分の話を聞いてほしい。聞いてくれている人には、吃ったときは少し待ってほしいです」と言います。
　Bさんは、「吃ると話しにくくて辛いし、聞いてくれている人を待たせてしまっているのも申し訳ない気持ちになる。待たせるくらいなら、相手に先回りされて言われても構わない」と言います。
　Cさんは、「どっちでもよい。ぜんぜん気にならない」と言います。
　このように、**吃ったときに話し相手にどのように対応してほしいかという思いは人それぞれです**。

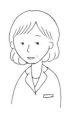

たとえば、聞き手が「りんごとバナナ、どちらが好きですか？」と尋ねたとき、話し手に吃音があり、「……バ、バ…ババ」と声が出ないとします。このとき、聞き手の人の中には、「バナナって言いたいのかな」と心の中で思いながらも、どう対応したらよいかわからず、黙ってしまう人がいるでしょう。一方で、親切心から、「ああ、バナナですね」などとことばを先回りして言う人もいるでしょう。

コミュニケーションは、話し手と聞き手の双方向のやりとりで成り立っています。もし、話し手が聞き手に希望する対応を伝えていないのにもかかわらず、不快感をもったとしても、聞き手は理解できず困惑することでしょう。だから、話し手は聞き手に対して、**「吃ったときにどのように対応してほしいか」ということを、具体的に伝えてみてはいかがでしょうか。**日常生活でも、より円滑なコミュニケーションを図るために、事前に学校の先生や職場の同僚などに、自分自身の希望を伝えておくことも大切なことではないでしょうか。

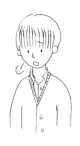

伝えられたらよいけど、なかなか伝えられないんだよね。コミュニケーションの力を磨くことも大切だなあ。

第 2 部　吃音 Q&A

Q11 授業中の発表に困っています。

　高校の英語の授業中に先生から指名されます。きちんと発表したけれど、吃音があるので辛くてたまりません。一人で悩んでいます。どうすればよいですか？

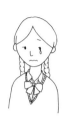

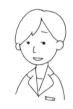

　今、吃音で困っていることは授業の担当の先生に伝えていますか？

　もしかすると、あなたは吃音を隠しておきたい、他人に吃音があることを知られたくない気持ちがあるかもしれません。

　けれども、実際には、指名されるのが辛くて授業に支障が出ていることも事実でしょう。まず、先生をはじめ**周囲の人に相談**してみてはいかがでしょうか？　一人で問題を抱え込んでいても、解決にはつながりにくいでしょう。

　もし、吃ってうまく伝えられないと思う場合には、たとえばこの本のこのページを開いて持って行き、相談相手に見せてみることで、周囲の人に少し理解してもらいやすくなるかもしれません。

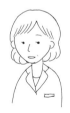

　　　　　相談相手とは、授業中の具体的な対応方法を話し合いましょう。

　不安が非常に強い場合には、「指名しないでもらう」という選択肢もあるでしょう。けれども不安が減り、本書の話し方の練習をしていく中で、少しずつでも発表に**チャレンジすることも大切**ではないでしょうか。

　ある学生は、机の右側に筆箱を置いていたら指名してもよい、左側に置いていたら指名しないでほしい、というようにあらかじめ先生と合図を決めて授業に臨んでいます。少なくとも、発表するか否かを**自分自身で選べる環境を整える**ことが大切ではないでしょうか。

　ついつい、避けたくなる気持ちはよくわかります。でも、今、あなたがほんの少しの勇気をもって発表することができれば、たとえ失敗したとしても、将来にもつながる豊かな経験を得られることでしょう。

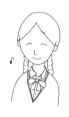

信頼して相談できる相手がいることって本当に大切だわ。まず先生に話してみようと思います。

第2部　吃音Q&A

Q12 面接で、吃音のことを話す方がよいですか？

僕は大学4年生で、こどもの頃から吃音があります。

今、就職活動をしていますが面接で吃音のことを話す方がよいですか？　それとも、話さない方がよいと思いますか？

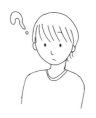

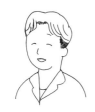
　　　　　　　就職面接は、あなたが社会人として踏み出すための大切な一歩です。だから、吃音のことを面接で話すか否かは、自分の気持ちを大切にしてほしいと思います。

ただ、あなたから話さなくても、もし面接の場で吃ったとしたら、面接官に吃音だと気づかれることはあるでしょう。また、今は話す必要性を感じていなくても、就職した後に、電話応対や会議で意見を言うときなどに困って、やはり話そうと思うかもしれません。吃音のことを打ち明けるには、信頼できる相手、適切なタイミングが必要でしょう。

一人で行なう仕事にも、実際は多くの人がかかわっているものです。吃音の程度にもよりますが、あなたが**より円滑に仕事を行なうために、吃音のことを話す方がよい場合もある**でしょう。

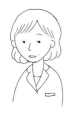
　就職面接の目的の1つは、面接官に自分自身をアピールすることでしょう。だから、ただ「自分には吃音があります」と、面接官に伝えるだけでは、あまりアピールにはならないかもしれません。
　あなたはこれまでの人生で、自分の吃音についてどのように感じ、どのように向き合ってきましたか。吃音から、どのようなことを学んできたでしょうか。
　ある学生は、会社の就職面接でひどく吃ってしまいました。そのとき、「私はこのように吃音があります。ときどき苦労しましたから、これまで人一倍、コミュニケーションの大切さについて、考える機会がありました。その経験を仕事で生かしていきたいです」と答えたそうです。
　自分の経験を振り返り、具体的に文章にまとめ整理してみましょう。そして、**吃音から得た学びを強みにして、就職活動に活かしてみては**いかがでしょうか。

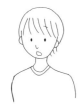
集団面接のときだと吃音のことを話しにくいから、個別面接のときにでも話してみようかな。就職してから困るのは嫌だから、やっぱり、事前に話しておくことって大事な気がするなあ。

第 2 部　吃音 Q&A

Q13 吃音のことをカミングアウトした方がよいですか？

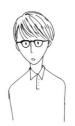

　これまで、吃音のことを誰にも話してきませんでした。恥ずかしくて、ずっと一人で悩んできました。吃音のことをカミングアウトした方がよいですか？

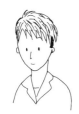

　カミングアウトとは、他人に知られたくないことを告白することだと理解されています。社会に対して真の自分を明らかにし、家族や学校の友達、職場の同僚などとの誠実な関係の再構築を試みるという意味があります。自分の吃音のことをカミングアウトするか否かはあなたの自由です。ただ、吃音のことを隠すことが、かえってストレスになる場合があることも事実でしょう。**カミングアウトすることによって、周囲の人はあなたが話し方について悩んでいることを知ることができます。**

　吃音をカミングアウトしたら、友達は何と言うでしょうか。あなたは、友達が吃音に対して否定的な反応をすると考えているかもしれませんね。逆に、話しにくいことをカミングアウトしてくれたあなたに対して、友達からより深い信頼を得られる場合もあるかもしれません。いずれにせよ、それは実際にカミングアウトしてみないとわからないことです。

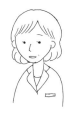

　吃音のことをカミングアウトする際に、決まった方法はありません。

　それは、吃音の症状の程度や、置かれている環境が吃音のある人によって異なるからです。また、その人とカミングアウトする相手との親密さも影響するでしょう。初対面の人と旧知の友人、同僚と上司などでは、親しさや上下関係などに明らかに差があるからです。だから、もし、あなたがカミングアウトをすると決めたら、その相手との関係性を踏まえて、**自分に合ったカミングアウトの方法を考える**ことが大切です。

　たとえば、親しい友達には「時々、つっかえることがある」など深刻になり過ぎないように話してみてはいかがでしょうか。また実際に症状が出た直後に「こんな感じで、ことばが出て来ない」とカミングアウトすることで、たとえ吃音に詳しくない人でも、より吃音の症状を理解しやすくなる場合もあるでしょう。

　周囲の人にカミングアウトすることによって、あなた自身も、より客観的に吃音のことを考えることができるようになるでしょう。

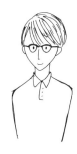

なんとか打ち明けられるとよいけど……。どういう言い方がよいか自分に合った方法を考えてみます。

第2部 吃音Q&A

Q14 話す仕事に就くのは難しいですか？

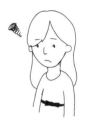

吃音があるので、あまり話すのが得意ではありません。本当は学校の先生になりたいと思っているのですが……。やはり話すことが少ない仕事に就く方がよいでしょうか？

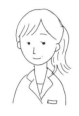

吃音がある人は、国王や首相、俳優や女優、小説家、スポーツ選手など、**職種を問わずさまざまな仕事**に就いています。その中には、落語家や漫才師、アナウンサーなど声を使うことが多い仕事に就く人もいます。

また、会社で営業職として販売に携わる人、受付業務をする人、事務職として電話応対をする人もいます。さらに、裁判で意見を述べる弁護士、患者の診察をする医師、生徒に授業をする教師もいます。吃音のある人の中には、このように、話す機会が多い仕事に就く人は少なくありません。

吃音の有無にかかわらず、どのような仕事においても、向き不向きがあるでしょう。そのため、自分の適性を知ることも大切です。また、仮に適性が合っていても、仕事に対する熱意や努力が全く無ければ成功しないでしょう。吃音がある有名人の伝記やインタビュー記事などを読むと、どの人も、さまざまな苦難を乗り越えていることに気づかされるはずです。

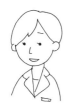

　一つの職業に求められる適性は、話す能力だけで決まるわけではありません。あなたがなりたいという学校の先生に求められる資質を考えてみましょう。学校の先生になるためには、生徒を指導することのできる学力や体力はもちろんのこと、生徒の家庭環境に目を配ることのできる社会性や、生徒一人ひとりに親身にかかわることのできる人間性など、さまざまなことが求められることでしょう。あなたがこれまで**吃音があることによって得た経験を強み**にして、仕事に活かしていけるかもしれません。

　また、実際に仕事をしながら、こうした資質がさらに磨かれるという場合もあるでしょう。あなたの資質を最大限に発揮できる仕事に巡り合えることを願っています。

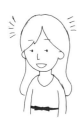

自分のなりたい仕事に必要なこと、もう一度、考えてみます。

第 2 部　吃音 Q&A

Q15 吃音が原因で不登校になり、家に引きこもっています。

高校生の息子には吃音があります。授業中の朗読でうまく話せなかったことにショックを受けて、不登校になり、今も家に引きこもっています。

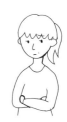

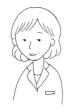

吃音のある人の中には、不登校になって、家に引きこもる人たちがいます。問題の背景として、確かに吃音が関係している場合があります。吃音があることによって、友達や先生などと話しにくさを感じて、学校に通いたい気持ちはあっても不登校になります。そうして、やがて引きこもりになる場合が考えられます。

一方、**不登校や引きこもりになる原因は、なにも吃音ばかりとは限りません**。吃音に加えて、コミュニケーション上の問題や、他の精神的な問題を合併すると、それらが原因になることもあります。

まずは冷静に、不登校や引きこもりの原因を整理することが大切でしょう。そして、その**原因が複数ある場合には、それぞれに対応を考える必要がある**でしょう。

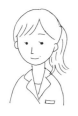

　不登校や引きこもりの原因に吃音が関係している場合には、本書の練習を試してみることも1つの方法でしょう。ただし、その際は、まず**本人の意思を十分に確認すること**が大切です。

　本書の練習で不十分な場合や、ご家庭での練習が難しい場合には、専門の医療機関などで言語聴覚士に相談するとよいでしょう。

　また、もし本人が練習することを嫌がる場合には、親が無理強いすることは止めましょう。あくまでも本人の意思を尊重することが大切です。逆の立場になって考えればわかることですが、意思に反して、嫌々ながらに練習を行なっても成果は上がりません。お子さんの気持ちを尊重し、練習を始める適切なタイミングを見極めましょう。親はその機が熟すのを待ちましょう。

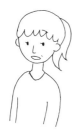

　待てるかなあ……。でも待ってあげられるのは親だけかもしれませんね。悩みを話せたので少し気が楽になりました。

第 2 部　吃音 Q&A

Q16 吃音を笑われたとき、どうすればよいですか？

　授業中、本の朗読で吃ると、クラスの友達から笑われます。また、会話で吃音が出ると、「どうして、そんな話し方をするの？」と友達から聞かれて、とても嫌な気分になります。

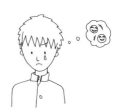

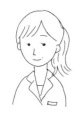

　あなたが吃ったとき、クラスの友達が**笑った理由は1つとは限りません。**いくつか考えられるはずです。

　あなたが吃る様子が面白くて、ついつい笑ってしまったのかもしれません。一方で、明らかに意地悪な気持ちをもって、あなたを笑った友達がいるかもしれません。

　でも逆に、友達の中には、あなたが吃る様子が辛そうで、それを見ている友達自身も何とも居たたまれなくなり、固まったクラスの空気を少しでも和ませようと機転を利かせて笑った場合もあります。確かに、笑われることは嫌かもしれません。けれども、笑いが全く起きないことも不自然な場合があるのではないでしょうか。

　友達が笑った理由は、相手に尋ねてみなければわからないでしょう。

　笑われたという事実に振り回されず、相手の真意を確かめることは大切だと思います。

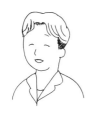
友達があなたに「どうして、そんな話し方をするの?」と**尋ねる理由も1つとは限りません**。

問題になるのは、友達が吃音のことを本当はよく知っているのに、あなたに対するからかいの気持ちから尋ねてくる場合です。そのような場合に**自分が嫌だと感じたならば**、我慢せずに、親や学校の先生など、あなたの周囲の伝えられる人に、勇気をもって「嫌だ」という自分の気持ちを伝えるようにしましょう。

逆に、友達が、「どうして、そんな話し方をするの?」とあなたに尋ねてきた理由の1つには、「なぜかな?」と疑問をもって、ただ単に吃音のことを知りたくて尋ねてきた場合があるかもしれません。そのような場合は、友達に吃音のことを知ってもらう機会になりますから、ぜひ友達に吃音のことを話してみてはいかがでしょうか?

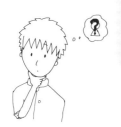
相手の真意を確かめるのって、結構、勇気がいるんだよね。悩みを打ち明けられる相手って、自分の場合は誰になるのかな……。

第 2 部　吃音 Q&A

Q17 親が家でできることは何かありますか？

高校 2 年生の息子が吃音で悩んでいます。息子は自分で話し方の練習をしているようです。母親の私が息子のために家でできることはありますか？

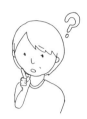

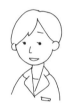

吃音で悩む息子さんを心配されるお母さんのお気持ちは、本当によくわかります。ただ、**心配することと、心配し過ぎることは違います**。息子さんが余分な不安を感じないように、お母さん自身**も心配し過ぎないことが大切**ではないでしょうか？

息子さんはすでに高校生ですから、自分の悩みは自分で解決することを体験する必要があるでしょう。それは、息子さんが成長する貴重な機会になるはずです。お母さん自身が心配のあまり先回りして、その機会を減らしてはいけません。

一方で、息子さんの方からお母さんに何か相談があったときには、対応が必要な場合もあるでしょう。息子さんの**将来の可能性を**信じ、息子さんの**行動を温かくそっと見守り**ましょう。

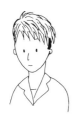

　息子さんと話をするときは、できるだけゆっくりとした口調で話すように心がけてください。ゆっくりとした会話のテンポを作るためには、たとえば、**相手が話し終わってから自分が話し始めるまで、２、３秒の間を取ります**。家族全員が話すことと聞くことを順番に交代して、会話のキャッチボールをすることを意識しましょう。

　思春期の息子さんが家でほとんど話さないのはよくあることですが、お母さんが息子さんに**折に触れ、声かけをすることはとても大切なこと**です。話をするときは話し方よりも、話の内容に耳を傾けてあげましょう。

　ご家庭でのこのようなコミュニケーションの体験は、今後、息子さんが社会生活を送っていく上できっと役立つはずです。

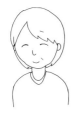

今更ながら、息子も成長しているんですよね。いつまでも幼稚園や小学生の頃と違うってわかっているんですけど。
私の方こそ、少し子離れした方がよいのかもしれません。

第 2 部 吃音 Q&A

Q18 吃音のことを、先生にどのように伝えたらよいですか。

春から中学に入学した息子を持つ母親です。息子が新しい環境に馴染めるか心配しています。周囲の人に何か働きかけができることはありますか？

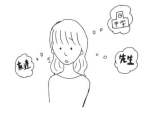

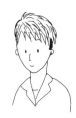
　まず、学校に相談してよいか否か、息子さん自身の意見を聞いてみてください。彼は思春期で、周囲に吃音のことを隠したい気持ちもあるでしょう。親と話したくない場合もあるでしょう。だから、まず息子さんの意見を聞く機会をもつことが大切です。

　息子さんから意見を聞いた結果、もしかすると、「恥ずかしい思いをしたくないから、周囲の人に吃音のことを相談しない」という意見が返ってくる場合もあるでしょう。親としては、そのような彼の意見に納得できない場合もあるかもしれません。そのときは、「なぜ、そのように思うのか」について、**丁寧に話し合う機会をもつ**ことが大切でしょう。

　その上で、**お子さんの意見を最優先**にして、彼の気持ちの変化を見守ってあげましょう。

110

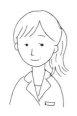

　一方、息子さんが、吃音のことを学校の先生に相談すると決めた場合にはそっと応援してあげましょう。特に息子さんが吃音のことを誰にも話したことが無いならば、吃音について話すこと自体、とても勇気のいることです。

　もし勇気を出して**吃音のことを話せば、吃音の問題を一人で抱え込まずに済み、周囲のサポートを得やすくなります**。中には、周囲の人が想像以上に吃音のことを知らない場合もあります。そのような場合は、周囲の人に吃音のことを理解してもらう機会にしましょう。吃音のことを、どのように伝えたらよいかを学ぶ機会にしましょう。

　話す際、本書や吃音について記載されたパンフレットを利用する方法もあります。

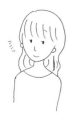

本人の希望を最優先させた方がよいのですね。まず、息子と話してみます。

第 2 部　吃音 Q&A

Q19 吃音の言語治療はどのようなものですか？

中学生の娘には、吃音があります。将来、彼女が吃音で悩むことがあるかもしれません。吃音の言語治療はどのようなものですか？

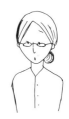

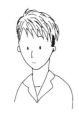
病院の言語治療では、最初にリハビリテーション科や耳鼻咽喉科などで**医師の診察**を受け、吃音の状態を十分に確かめることから始まります。症状の程度や、どのような音や場面で吃音が出やすいか、ことばを置き換えていないか、話す場面を避けていないなどを尋ねられるでしょう。

また、訓練を行なう上で必要な場合には、吃音の症状以外にも、日常の話す場面に対する不安や恐怖感の程度、吃音以外に合併している問題があるかなどを調べることもあります。

吃音のある人の症状は、人によってさまざまです。そのため、今、挙げたような事柄を確認して、個々の症状に適した訓練の方法を考えていく必要があります。病院では、一人で練習ができるようになることを目標に、**言語聴覚士（ST）が一緒に発声・発音の練習**を行ないます。

112

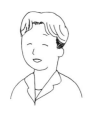

　病院でSTが行なう訓練方法には、いくつかあります。本書のゆっくり余分な力を抜いた話し方の練習もその1つです。実際の手続きは、まずSTが患者さんに話し方の見本を示して、それを真似してもらうことから始め、音読や会話を練習します。そして、電話の応対、入学や就職の面接、授業での音読、会社でのプレゼンテーションなど、想定した場面でその話し方を使う練習をします。**練習内容は、患者さんと話し合いながら、個々の症状や日常生活に応じて、柔軟に練習のプログラムを組み立てていきます。**

　STは、ことばの専門家として、一人では練習を継続できない方に対して、一緒に練習を行なうサポートをします。また訓練では、吃音に対する考え方や、吃ったときの状態を随時、話し合って練習に活かします。

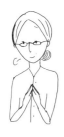

　大人でも治療を受けられることがわかって、ちょっと安心しました。

第 2 部　吃音 Q&A

Q20 言語治療で吃音はなおりますか？

会社の営業職として働いている会社員です。吃音の言語治療に興味があります。病院の言語訓練で吃音はなおりますか？

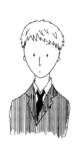

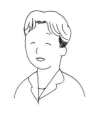

吃音に対する訓練方法は複数あり、その訓練方法によって、「なおる」の考え方が異なります。

本書でご紹介している話し方を変える方法は、**「吃音をなおす」ではなく、より楽な話し方を習得することを目標**としています。

①訓練室で言語聴覚士（ST）と会話するときや、文章を音読する際に吃る頻度を減らすこと。

②日常生活のさまざまな場面で話す機会を避けなくなること、他のことばに置き換えることを減らすこと。

③自分で必要な練習を継続できること。

　この3点がすべて達成されると、訓練が終了となります。

　もちろん、ご希望があれば、話し合いによって訓練を継続することもあります。訓練を終了したあとに、また相談したいことが出てきた場合には、いつでも病院を受診していただくことができます。

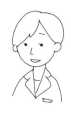
　吃音で困らなくなるのに、「どれくらいの期間、練習を継続した方がよいのだろうか」と思う方がいるかもしれません。**必要とされる練習期間や練習量は人によってさまざまです**。それは、吃音の症状が軽い人と重い人、練習時間を確保できる人と難しい人、練習のコツをすぐにつかめる人とそうでは無い人など個人差があるためです。

　症状が軽い場合や、毎日練習できる環境で、練習のコツをすぐにつかめる人の中には、数回の練習で話し方を変えることができるようになる人もいます。

　一方、症状が重い場合や忙しくて練習時間が確保しにくい場合、練習のコツをつかむのに時間が掛かる人は、長期間の練習の継続が必要な場合もあります。

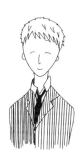
　完全になおるわけではないんですね。症状が減るだけでも、ストレスが少なくなると思います。

おわりに

　本書の練習に最後までお付き合いくださり、ありがとうございました。病院で日々行なっている練習を、紙面だけで表現するには限界があるということを痛感しています。けれども北海道から沖縄に至る遠方から病院に足を運んでくださった患者さんや人知れず一人で悩む中高生の役に立てればという気持ちで書き進めてきました。1つの練習ですぐに吃音を解決することは難しいかもしれませんが、試行錯誤を重ねてみてください。

　末筆になりますが、恩師である国際医療福祉大学大学院医療福祉学研究科教授藤田郁代先生、元北里大学医療衛生学部教授小林範子先生にはこれまでたくさんご指導いただきました。心より感謝申し上げます。

安田　菜穂

　本書を読む前と比べて、あなたはご自分の吃音の特徴を、より深く理解することができたのではないでしょうか。継続は力なりといいます。これからも適切な距離感で、自分の吃音に向き合ってください。吃音を避けない行動を取り続けることで、自分の吃音に対する否定的な感情が次第に変わっていくことを実感するでしょう。

　最後に、本書の完成までに、多くの助言と励ましを賜った北里大学東病院リハビリテーション部の諸先生方、スタッフの方々に対して、厚く御礼を申し上げます。そして、これまで病院でお会いしたすべての吃音のある方々に対して、この場をお借りして感謝を申し上げます。誠にありがとうございました。

吉澤　健太郎

参考文献

第1部　発声・発音練習

【1　準備】

Benson H.『リラクセーション反応』中尾睦宏・熊野宏昭・久保木富房 (訳). 星和書店 2001.

Boyle MP. Mindfulness training in stuttering therapy:A tutorial for speech-language. Journal of Fluency Disorders 2011. 36:122-129.

本田唯識・篠浦伸禎『脳が鋭くなる「考えない」トレーニング』マキノ出版 2011.

Kabat-zinn J.『マインドフルネス　ストレス低減法』春木豊 (訳). 北大路書房 2007.

北濱みどり『1日3分「腕振り」で肩こり・腰痛がとれる！』KADOKAWA／角川マガジンズ 2014.

森川綾女『たった2分で心がすっきりする「体のツボ」』三笠書房 2010.

永田晟『実践呼吸の奥義「吐く息」が奇跡を生む』講談社 2004.

【2　発声練習】

福島英『声のしくみ「人を惹きつける声」のメカニズム』ヤマハミュージックメディア 2011.

Frazer M.『ことばの自己療法』中島祥吉 (訳)　神山五郎 (監訳). ゼネラル印刷 1994.

原由紀「吃音　治療　小児」『標準言語聴覚障害学　発声発語障害学』藤田郁代 (監修). 医学書院 2010.

小林範子「成人の訓練(2)」『言語聴覚療法 臨床マニュアル第2版』小寺富子 (監修). 協同医書出版社 2004.

Raphae LJ., Borden GJ., and Harris KS.『新ことばの科学入門第2版』廣瀬肇 (訳). 医学書院 2008.

Schwartz HD. A primer for stuttering therapy. Boston. Allyn&Bacon 1999.

安田菜穂「各論III　発声発語障害学　吃音　2　学童・成人の吃音　治療・訓練（直接法）」『図解　言語聴覚療法技術ガイド』深浦順一（編）. 文光堂 2014.

【3　発音練習】

Flasher LV., and Fogle PT. Counseling skills for speech-Language pathologists second edition. New York. Delmar 2012.

Iverach L. Social anxiety disorder and stuttering: Current status and future directions. Journal of Fluency Disorders 2014. 40: 69-82.

大野裕『不安症を治す　対人不安・パフォーマンス恐怖にもう苦しまない』幻冬舎 2007.

田口恒夫『言語治療用ハンドブック』日本文化科学社 1996.

【4　苦手な場面の練習】

乾敏郎『イメージ脳』岩波書店 2009.

Menzie RG., Onslow M., Packman A., and O'Brian S. Cognitive behavior therapy for adults who stutter:A tutorial for speech-language pathologists. Journal of Fluency Disorders 2009. 34:187-200.

Zebrowski PM., and Kelly EM. Manual of stuttering intervention. New York. Singular Publishing Group 2002.

【5　発話時の感覚を高める練習】

小林弘幸『自律神経を整える　人生で一番役に立つ「言い方」』幻冬舎 2015.

安田菜穂・吉澤健太郎・福田倫也・雪本由美・秦若菜・原由紀・正來隆・頼住孝二「吃音の文章音読―流暢性スキル獲得前後の比較」音声言語医学2012. 53(1):27-31.

【6　練習の継続と終了】

大野裕『はじめての認知療法』講談社 2011.

Zebrowski PM. Stuttering therapy:Workshop for specialists. Stuttering Foundation 2005.

参考文献

第２部　吃音 Q&A

American Psychiatric Association. Diagnostic and statistical manual of mental disorders (Fifth Edition (DSM- 5)) Washington. American Psychiatric Publishing 2013.

Andrews G., Morris-Yates A., and Martin NG. Genetic factors in stuttering confirmed. Arch Gen Psychiatry 1991. 48(11):1034-1035.

Bloodstein O., and Bernstein Ratner N. A handbook on stuttering sixth edition. Thomson-Delmar 2008.

Blumgart E., Tran Y., and Craig A. Social anxiety disorder in adults who stutter. Depress Anxiety 2010. 27(7):687-692.

Felsenfeld S., Kirk KM., Zhu G., Statham DJ., Neale MC., and Martin NG. A study of the genetic and environmental etiology of stuttering in a selected twin sample. Behav Genet 2000. 30(5):359-366.

Frazer M.『ことばの自己療法』中島祥吉 (訳)　神山五郎 (監訳). ゼネラル印刷 1994.

Guitar B.『吃音の基礎と臨床―統合的アプローチ』長澤泰子 (監訳). 学苑社 2007.

Iverach L., Menzies R., O'Brian S., Packman A., and Onslow M. Anxiety and stuttering:Continuing to explore a complex relationship. American Journal of Speech-Language Pathology 2011. 20:221–232.

北川敬一『成人吃音とともに―文章と写真と映像で、吃音を考える』学苑社 2017.

ことばの臨床教育研究会編『中学生になるきみへ　吃音とのつきあい方』大東印刷工業株式会社 2010.

Mansson H. Childhood stuttering:Incidence and development. Journal of fluency Disorders 2000. 25:47-57.

松田真奈美「音楽療法場面における集団活動により吃音が改善した一事例」日本音楽療法学会誌 2009. 9 (1):94-99.

Stein MB., Fuetsch M., Muller N., Hofler M., Lieb R., and Wittchen HU. Social anxiety disorder and the risk of depression:A prospective community study of adolescents and young adults. Arch Gen Psychiatry 2001. 58(3):251-256.

田原康玄・三木哲郎「高血圧の遺伝子解析」基礎老化研究 2007. 31（1）21-28.

Van Riper C. The treatment of stuttering. Prentice Hall 1973.

Yairi E., and Ambrose N. Early childhood stuttering. Austin. Pro-Ed Inc 2005.

著者紹介

【著者】

安田菜穂（やすだ なお）

スピーチセラピーねむ

言語聴覚士

国立障害者リハビリテーションセンター学院聴能言語専門職員養成課程修了

国際医療福祉大学大学院医療福祉学研究科保健医療学専攻博士課程修了（保健医療学博士）

吉澤健太郎（よしざわ けんたろう）

北里大学病院リハビリテーション部

言語聴覚士

日本聴能言語福祉学院補聴言語学科卒業

北里大学大学院医療系研究科医学専攻博士課程修了（医学博士）

【イラスト】

笛田麻友

【装丁】

有泉武己

自分で試す

吃音の発声・発音練習帳 　　　　　©2018

2018年 3 月10日　初版第 1 刷発行
2024年10月10日　初版第 9 刷発行

著　者　安田菜穂・吉澤健太郎
発行者　杉本哲也
発行所　株式会社　学　苑　社
東京都千代田区富士見 2 -10- 2
電話㈹　03（3263）3817
fax.　　03（3263）2410
振替　　00100- 7 -177379
印刷・製本　藤原印刷株式会社

検印省略　　　　　　　　　乱丁落丁はお取り替えいたします。
　　　　　　　　　　　　　定価はカバーに表示してあります。

ISBN978-4-7614-0797-1　C3037

吃音

吃音ドクターが教える
「なおしたい」吃音との向き合い方
初診時の悩みから導く合理的配慮

菊池良和【著】

A5判●定価 1980 円

吃音ドクターは外来で何を考え、どのように対応しているのか。これまでに 600 名以上を診察してきた著者による支援方法を紹介。

吃音

もう迷わない！
ことばの教室の吃音指導
今すぐ使えるワークシート付き

菊池良和【編著】
髙橋三郎・仲野里香【著】

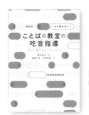

B5判●定価 2530 円

医師、教師、言語聴覚士が、吃音症状へのアプローチから困る場面での対応までを幅広く紹介。ワークシートで、指導・支援を実践する。

吃音

保護者の声に寄り添い、学ぶ
吃音のある子どもと家族の
支援　暮らしから社会へつなげるために

堅田利明・菊池良和【編著】

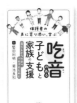

四六判●定価 1870 円

尾木ママこと尾木直樹氏推薦！ NHK Eテレ「ウワサの保護者会―気づいて！きつ音の悩み」著者出演から生まれた本。13 の Q&A、12 のコラムで構成。

吃音

吃音の合理的配慮

菊池良和【著】

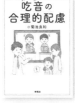

A5判●定価 1980 円

「法律に基づいた支援」を念頭におき、効果的な吃音支援を実現するために、合理的配慮の具体例や法律そして資料を紹介。

吃音

ことばの教室でできる
吃音のグループ学習
実践ガイド

石田修・飯村大智【著】

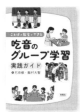

B5判●定価 2090 円

小澤恵美先生（『吃音検査法』著者）推薦！ 吃音指導における「グループ学習」は、個別指導での学びを深め進化させる力がある。

吃音

吃音と就職
先輩から学ぶ上手に働くコツ

飯村大智【著】

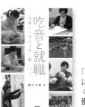

A5判●定価 1760 円

「就職」という大きなイベントに、悩みながらも吃音と上手く向き合い働く 20 人を紹介。働くことを応援するためのサポートブック。

税 10% 込みの価格です

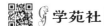学苑社　Tel 03-3263-3817　〒102-0071　東京都千代田区富士見 2-10-2
Fax 03-3263-2410　E-mail: info@gakuensha.co.jp　https://www.gakuensha.co.jp/